PROF. DR. KAI KOLPATZIK

DAS HANDBUCH DER ERNÄHRUNG

Das Nachschlagewerk für mehr digitale Gesundheitskompetenz

IMPRESSUM

Das Handbuch der Ernährung

ISBN: 978-3-9823369-2-3
PZN: 18914232

1. Auflage 2023
Isartal Health Media GmbH & Co. KG
Konradshöhe 1, 82065 Baierbrunn
Handelsregister: Amtsgericht
München HRB 217032
USt-ID-Nr. DE 299383716

Autor: Prof. Dr. Kai Kolpatzik
Projekt- und Redaktionsleitung: Beatrice Sobeck
(Isartal Health Media GmbH & Co. KG; IHM)
Redaktion: Dr. Silke Heller-Jung und Stefanie Roloff
Lektorat: Beatrice Sobeck
Fachwissenschaft: Barbara Kandler-Schmitt
Bildredaktion: Dana Römhild-Fries (IHM),
Stephanie Wiegand (IHM)
Art Direction: Dominik Schwarz (IHM)
Gestaltung: Ellen Fischer
Schlussredaktion: Schlussredaktion.de GmbH
Bildbearbeitung: Olaf Schnee
Produktion: Angelika Emmert
Druck: Grafisches Centrum Cuno GmbH
& Co. KG, Gewerbering West 27, 39240 Calbe (Saale)
– gedruckt im Ultra HD Print®

Bildnachweis:
Cover: Maria Korneeva/Moment/Getty Images, Sonja Rachbauer/iStock, karepa/stock.adobe.com
Portrait: W&B/Michael Zettler
Icons: rambo182/istock, fonikum/iStock; bounward/istock
Innenteil: Oscar Wong/Getty Images, Cloudyew/stock.adobe.com, Guido Mieth/DigitalVision/Getty Images, Tom Werner/DigitalVision/Getty Images, Daniel de la Hoz/Moment/Getty Images, d3sign/Moment/Getty Images, RealPeopleStudio/stock.adobe.com, d3sign/Moment/Getty Images, erika8213/stock.adobe.com,/Getty Images, Westend61/Getty Images, Tom Werner/Getty Images, Oscar Wong/Getty Images

Im Buch gelten sämtliche Personenbezeichnungen gleichermaßen für alle Geschlechter: Auf die gleichzeitige Verwendung der Sprachformen männlich, weiblich und divers verzichten wir aus Gründen der besseren Lesbarkeit.

GESUND BLEIBEN UND GESUND WERDEN sind zwei zentrale Themen, die Menschen in ihrem Lebenslauf begleiten. Zu (fast) jeder Gesundheits- oder Ernährungsfrage gibt es eine Fülle von Informationen: sowohl online als auch in verschiedenen Ratgebern, in Zeitschriften, in den sozialen Medien, im Freundes- und Familienkreis, von Ärzten und Krankenkassen. Trotzdem fällt es vielen Menschen schwer, zuverlässige Antworten auf ihre Fragen zu finden. Im Alltag treffen wir täglich Entscheidungen, die unsere Ernährung betreffen. Dies erfolgt oft unbewusst. Orientierungshilfen gibt es nur wenige, die Werbung dagegen ist ein Milliardenmarkt. Verlässliche Fakten rund um Ernährung werden aber noch wichtiger, wenn es um den Zusammenhang mit Krankheiten oder ihrer Vorbeugung geht. Dieses Buch hilft Ihnen dabei, zielsicher zuverlässige Informationen zu vielen wichtigen Themen rund um die Ernährung zu finden.
Die vorgestellten Websites, Blogs, Apps und Bücher sind sorgfältig ausgewählt und von Fachleuten geprüft – damit Sie nicht lange suchen müssen, sondern sich gezielt und sicher informieren können.

Alles Gute für Sie und Ihre Gesundheit!

Mehr Gesundheits-kompetenz durch verlässliche Informationen

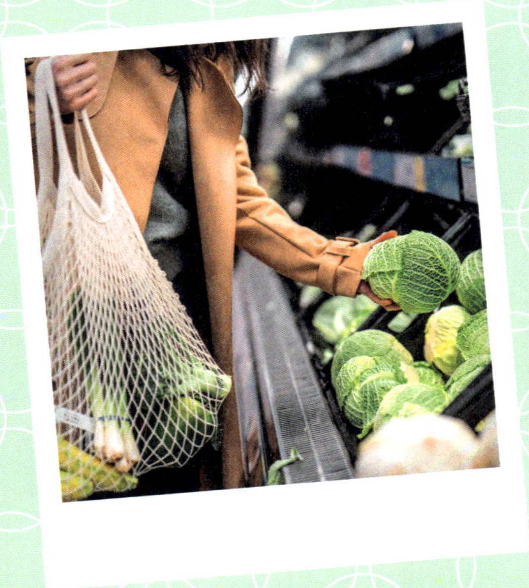

»Gesunde« Informationen – gesünderes Leben

An Informationen rund um die Gesundheit herrscht kein Mangel. Verlässliches ist aber nicht leicht zu finden. Das ist ein Problem: Wer sich nicht ausreichend informieren kann, hat es viel schwerer, gute Entscheidungen für seine eigene Gesundheit oder die Behandlung von Krankheiten zu treffen.

Gibt man den Begriff »Gesundheit« bei Google ein, werden mehr als 360 Millionen, beim Begriff »Ernährung« über 170 Millionen Treffer angezeigt. Hinzu kommen unzählige Bücher, Broschüren, Zeitungs- und Zeitschriftenartikel, Filme, Videos sowie zahlreiche Gesundheits-Apps. Durch die Digitalisierung ist der Zugang zu Gesundheitswissen deutlich einfacher geworden. Die gefundenen Trefferseiten gleichen jedoch oft einem Dschungel. Dass dort sogar sich widersprechende Gesundheitsinformationen direkt nebeneinander stehen, ist keine Seltenheit. Interessensgeleitete Informationen unklarer Herkunft und schwierig einzuschätzender Qualität sind ebenfalls an der Tagesordnung. Darum fällt es vielen Menschen schwer, qualitativ hochwertige Gesundheitsinformationen zu finden. Informationen zu gesundheitlichen Fragen sollten aus einer unabhängigen, glaubwürdigen Quelle stammen. Im Idealfall sind sie leicht zu finden und gut verständlich, zuverlässig und vollständig, geschlechtergerecht und evidenzbasiert, also wissenschaftlich geprüft und nachgewiesen. Leider ist das allzu häufig nicht der Fall. Wissenschaftler an der Donau-Universität Krems in Österreich haben fast tausend Artikel zu gesundheitsbezogenen Fragen in Print- und Online-Medien untersucht. Mehr als die Hälfte der Berichte war stark übertrieben oder falsch, nur ein Zehntel war objektiv und zutreffend. Dabei machte es keinen Unterschied, ob die Texte kurz oder lang, online erschienen oder gedruckt worden waren.

Tricks und Täuschungen

Mitunter stecken handfeste wirtschaftliche Interessen dahinter, wenn zu Gesundheitsthemen bestimmte Behauptungen aufgestellt und verbreitet werden. Ein besonders anschauliches Beispiel dafür deckten amerikanische Forscher vor einigen

Jahren auf. Sie konnten anhand historischer Unterlagen nachweisen, wie es der Zuckerindustrie in den USA in den 1960er-Jahren gelang, von den Risiken des Zuckerkonsums für die Herzgesundheit abzulenken und stattdessen bestimmten Fetten die Schuld in die Schuhe zu schieben.

1967 veröffentlichten hochrangige Wissenschaftler in einer angesehenen medizinischen Fachzeitschrift eine zusammenfassende Darstellung zu den damals bekannten Risiken und Einflussfaktoren für die Entstehung eines Herzinfarkts. Im Text wurden zwar alle bekannten Risikofaktoren, darunter auch ein hoher Zuckerkonsum, benannt. Doch in den abschließenden Empfehlungen war von den Gefahren des Zuckers keine Rede mehr. Stattdessen warnten die Autoren einseitig vor dem Verzehr von gesättigten Fettsäuren sowie cholesterinhaltigen Nahrungsmitteln und machten vor allem erhöhte Cholesterinwerte für einen Anstieg der Herzinfarktrate verantwortlich. Erst rund fünfzig Jahre später stellte sich heraus, dass die Autoren dieser Studie seinerzeit von der Zuckerindustrie bezahlt worden waren.

Falsche Informationen können unter Umständen Menschenleben gefährden. Im Zusammenhang mit der Corona-Pandemie warnte die Weltgesundheitsorganisation (WHO) vor gesundheitsbezogenen Fehlinformationen zu Covid-19, die sich vor allem in den sozialen Medien viral verbreiteten. Als Gegenmaßnahme richtete die WHO im März 2020 eine eigene Webseite ein, auf der sie in laienverständlicher Sprache gängige Corona-Mythen richtigstellte und mit Fakten widerlegte. Auch andere Faktencheck-Organisationen gehen gegen falsche oder irreführende Gesundheitsinformationen vor. Im deutschsprachigen Raum ist das zum Beispiel die Webseite medizintransparent.at in Österreich.

Unabhängig und glaubwürdig

Der Bedarf an verlässlichen, qualitätsgesicherten, laienverständlichen und leicht zugänglichen Gesundheitsinformationen ist groß. Aber wer kann und soll sie zur Verfügung stellen? Neben den Medien und der Wissenschaft sind hier auch die unterschiedlichen Berufsgruppen und Institutionen des Gesundheitswesens in der Pflicht, ihre Kommunikation mit ratsuchenden, gesundheitlich eingeschränkten Menschen zu verbessern.

Gleichzeitig ist es wichtig, auch die Bürgerinnen und Bürger – also die »Konsumenten« von Gesundheitsinformationen – für die Suche nach und den

Umgang mit gesundheitsbezogenem Wissen fit zu machen. Das Wissenschaftliche Institut der Ortskrankenkassen und der AOK-Bundesverband haben 2014 erstmals bundesweit untersucht, wie gut die Menschen in der Lage sind, Gesundheitsinformationen zu finden, zu verstehen, zu bewerten und umzusetzen.
Alle diese Fähigkeiten werden unter dem Begriff »Gesundheitskompetenz« zusammengefasst. Das Ergebnis: Gut jeder Zweite hatte Probleme im Umgang mit Gesundheitsinformationen, und dies über alle Bildungs- und Einkommensschichten hinweg. Von 2014 zu 2020 hat sich dieser Wert noch einmal um zehn Prozent verschlechtert, wie eine Untersuchung der Universität Bielefeld ergab. Zwei von drei Personen wiesen somit starke Probleme auf. Vor allem das Finden und Bewerten von Gesundheitsinformationen fällt vielen besonders schwer.

Mehr wissen, gesünder leben

Studien zeigen, dass der Gesundheitszustand und die Gesundheitskompetenz eng zusammenhängen. Eine geringe Gesundheitskompetenz kann sich negativ auf die Gesundheit auswirken. Menschen mit höherer Gesundheitskompetenz tun mehr für ihre Gesundheit und fühlen sich gesünder. Menschen mit einer geringen Gesundheitskompetenz gehen dagegen öfter gesundheitliche Risiken ein, etwa indem sie rauchen. Außerdem

- nutzen sie seltener Früherkennungsuntersuchungen und andere Präventionsangebote,
- sind körperlich und seelisch weniger gesund,
- sind häufiger krankgeschrieben,
- gehen deutlich häufiger zum Arzt,
- müssen häufiger stationär in ein Krankenhaus aufgenommen werden,
- halten Behandlungsempfehlungen weniger gewissenhaft ein und
- haben ein erhöhtes frühzeitiges Sterberisiko.

Eine geringe Gesundheitskompetenz macht es den Menschen schwer, sich gut um die eigene Gesundheit zu kümmern. Das hat auch Folgen für das Gesundheitswesen. Internationale Studien zeigen, dass eine niedrige Gesundheitskompetenz hohe zusätzliche Gesundheitskosten verursachen kann. Gesellschaftliches Ziel muss deshalb eine Steigerung der Gesundheitskompetenz und damit eine Steigerung der Lebensqualität sein.

Fragen brauchen Antworten

Im Bereich der Ernährung gibt es viele Mythen. Ist Vitamin C ein Immun-

Booster? Hilft Vitamin C, einer Erkältung vorzubeugen oder bei ihrer Behandlung? Nein, Vitamin C ist bei Erkältungen so gut wie nutzlos. Die regelmäßige Einnahme von Vitamin C kann einer Erkältung nicht vorbeugen. Wer allerdings Vitamin C über mehrere Jahre regelmäßig einnimmt, hat die Chance, die Erkrankungsdauer von durchschnittlich etwa sieben Tagen auf sechs bis sechseinhalb Tage zu reduzieren. Ob dieser Effekt nun als relevant gilt, ist selbst zu entscheiden. Allein bei Extremsportlern zeigte sich, dass bei vorbeugender Einnahme weniger Erkältungen auftraten. Mythen können also einen Teil der Wahrheit in sich tragen, müssen aber definitiv differenziert betrachtet werden. Übrigens ist auch eine Wirkung von Vitamin C gegen Krebs oder gegen chronische Erschöpfung und Long Covid nicht nachgewiesen. Hartnäckig hat sich auch der Mythos gehalten, Kaffee sei ungesund und würde den Körper entwässern. Im Krankenhaus wurde er beispielsweise regelmäßig nicht in die Flüssigkeitsbilanz eingerechnet. Richtig ist, Kaffee zählt sicher zur Flüssigkeitsbilanz dazu und hat sogar einen positiven Einfluss auf Herz-Kreislauf-Erkrankungen und verringert das Risiko, an Diabetes mellitus Typ 2 zu erkranken. Solche Beispiele gibt es viele, denn Ernährung ist nicht nur ein Medienthema und immer für eine Schlagzeile gut, es ist vor allem ein Milliardenmarkt und ein Buhlen um die zahlende Kundschaft. Viele kleine Studien mit wenigen Teilnehmern werden hochgepuscht und in intelligente PR verwandelt.

Wird das Thema Ernährung jedoch als Großes und Ganzes betrachtet, zeigen sich für zahlreiche Menschen gleich mehrere Herausforderungen. Bei einer Befragung von knapp 2.000 Erwachsenen im Auftrag des AOK-Bundesverbandes hatte 2020 jeder zweite Befragte Wissenslücken in Sachen Ernährung. Am schwersten fiel es den befragten Erwachsenen, anhand der Verpackungsangaben Lebensmittel miteinander zu vergleichen und sich für das gesündere zu entscheiden.

Der souveräne Umgang mit Gesundheitsinformationen im Internet und mit digitalen Gesundheitsangeboten wie Apps wird mehr und mehr zu einer Schlüsselqualifikation für mündige Verbraucher. Wie gut die Menschen in Deutschland mit dieser Herausforderung zurechtkommen, hat die AOK 2020 in einer ersten bundesweit repräsentativen Befragung untersuchen lassen. Dabei zeigte sich, dass jeder zweite der insgesamt 8.500 Befragten nur über eine eingeschränkte digitale Gesundheitskompetenz verfügte. Am schwierigsten fanden es die Interviewten zu

beurteilen, wie seriös die gefundenen Informationen waren und ob sie überhaupt auf sie persönlich zutrafen. Auch die Informationssuche selbst bereitete vielen Menschen Probleme.

»Saubere« Informationen für die Gesundheit

Die Fülle der verfügbaren Gesundheitsinformationen gleicht einem undurchschaubaren Dschungel. Die Einschätzung, welche davon vertrauenswürdig und welche durch kommerzielle oder andere Interessen beeinflusst sind, fällt vielen Menschen schwer.

In den vergangenen Jahrhunderten entschied der Zugang zu sauberem Wasser darüber, ob Seuchen entstehen und sich ausbreiten konnten. In manchen Weltregionen ist das bis heute so. Im 20. Jahrhundert brach die Ära der Hygiene an: Die Erkenntnis, dass sich mit gewissenhafter Sauberkeit viele Erkrankungen erfolgreich vermeiden lassen, rettete unzählige Menschenleben. In unserem Jahrhundert wird es entscheidend darauf ankommen, die Menschen mit »sauberen« Gesundheitsinformationen zu versorgen. Sie können dazu beitragen, die Gesundheit und die Lebensqualität zu erhalten und zu verbessern, das Leben mit chronischen Erkrankungen zu erleichtern sowie Komplikationen und schwerwiegende Krankheitsverläufe zu vermeiden.

Hier setzt dieses Buch an, indem es Ratsuchenden die Suche nach verlässlichen und qualitätsgesicherten Informationsquellen erleichtert. Zu vielen Themen rund um die Ernährung wird hier eine Auswahl von verlässlichen, vertrauenswürdigen und gut verständlichen Informationsquellen zur Verfügung gestellt. Diese sorgfältig recherchierten Empfehlungen werden jeweils kurz und knapp vorgestellt. Hinweise auf aktuelle Studien, persönliche Erfahrungsberichte und kompakte Infos für die schnelle Orientierung runden die einzelnen Kapitel ab.

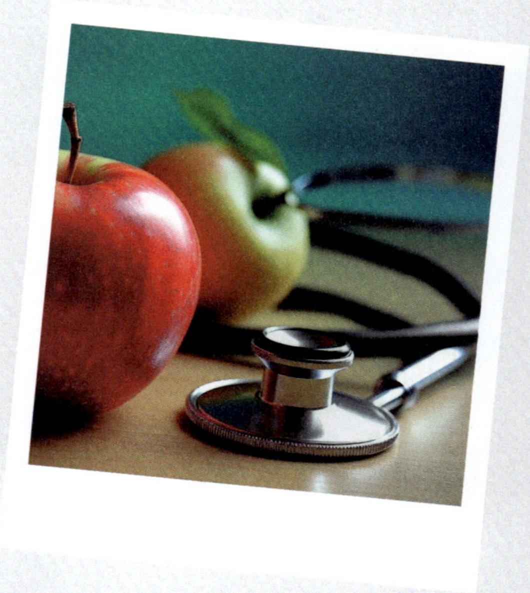

Was sind zuverlässige Informationen, und woran erkennt man sie?

Jeder profitiert von guten und verlässlichen, vollständigen und sachlich neutralen Gesundheitsinformationen, die den aktuellen Stand des Wissens widerspiegeln und sowohl geschlechtergerecht als auch laienverständlich sind.

Mit dem Begriff »Gesundheitsinformationen« sind viele unterschiedliche Informationen gemeint: Dazu zählen das allgemeine Wissen zur Gesundheit, aber auch Informationen zur Prävention, Gesundheitsförderung und Früherkennung. Auch krankheitsspezifische Informationen zur Diagnostik, Behandlung, Rehabilitation und Nachsorge von Erkrankungen, zur Pflege und zum Umgang mit Krankheiten sowie zu Bewältigungsstrategien fallen darunter. Außerdem zählen dazu Informationen, die das Navigieren, also die Orientierung in unserem komplexen Gesundheitssystem mit seinen vielfältigen Leistungen und Angeboten erleichtern.

Der Zugang zu guten Gesundheitsinformationen darf jedoch nicht vom Zufall abhängen. Um die Qualität derartiger Angebote sicher einschätzen zu können, brauchen die Nutzer klare Anhaltspunkte. Gleichzeitig müssen sich aber auch die Anbieter von Gesundheitsinformationen dazu verpflichten, entsprechende Qualitätsstandards einzuhalten. Immerhin haben dies bereits eine ganze Reihe von Akteuren und Institutionen ernst genommen und stellen entsprechende qualitätsgesicherte Informationen bereit.

Lange waren es vor allem Beiträge in Zeitschriften und Magazinen sowie in Ratgebern, Büchern und Broschüren, die zur Information und Entscheidungsfindung in Gesundheitsfragen herangezogen wurden. Auch Ratschläge aus dem familiären Umfeld und Freundeskreis sowie Gespräche mit dem Arzt oder der Ärztin spielten und spielen eine wichtige Rolle. In den letzten Jahren hat sich das Internet zu einer der wichtigsten Informationsquellen für Gesundheitsthemen entwickelt. Die nachstehend beschriebenen Qualitätsmaßstäbe, die an gesundheitsbezogene Informationen im Internet anzulegen sind, gelten dabei

gleichermaßen auch für andere Informationsquellen.

Gezielte Online-Suche

Die Suche nach Gesundheitsinformationen im Internet beginnt für viele Menschen damit, einen Suchbegriff in eine Suchmaschine einzugeben. Die Reihenfolge der angezeigten Suchergebnisse sagt aber nichts über die Qualität der jeweiligen Seiten aus, denn Suchmaschinen sortieren die vorgeschlagenen Quellen nach eigenen Kriterien. Unter den zehn ersten Treffern findet sich häufig auch bezahlte Werbung. Dennoch begnügen sich viele Suchende mit dieser Vorauswahl. Besser ist es, sich mehr als die ersten zehn Treffer anzusehen und zu vergleichen, ob hinsichtlich bestimmter Kernaussagen eine Übereinstimmung vorliegt. Um sich eine Vorstellung von der Qualität einer bestimmten Website zu machen, kann man deren Namen auch zusammen mit dem Suchbegriff »Kritik« oder »Bewertung« in eine Suchmaschine eingeben. Die Kritiken anderer Nutzer sind zum Teil sehr erhellend.

Ein erfolgreicher Weg für die Informationssuche kann es auch sein, die Suche von vornherein auf einer verlässlichen und qualitätsgesicherten Website zu beginnen und den dort aufgeführten Links zu bestimmten Ernährungs- oder allgemein Gesundheits- und Krankheitsthemen zu folgen. Webseiten, mit denen man bereits gute Erfahrungen gemacht hat, sollte man deshalb als Lesezeichen oder in seiner Favoritenliste speichern. Eine Auswahl qualitätsgesicherter und verlässlicher Sites wird auf den Seiten 15–16 vorgestellt.

Vertrauenswürdige Websites erkennen

Die Unterscheidung von guten und schlechten Gesundheitsinformationen ist nicht einfach. Die Österreichische Plattform Gesundheitskompetenz hat eine Checkliste erstellt, mit deren Hilfe man die Qualität und Verlässlichkeit von schriftlichen Gesundheitsinformationen auf einer Website einschätzen kann. Sie umfasst zwölf Eigenschaften, die eine qualitativ gute Gesundheitsinformation auszeichnen (s. hintere Umschlaginnenseite und ausführlicher unter: oepgk.at ▶ Suche nach »Checklisten für Gute Gesundheitsinformation«). Die wichtigsten Aspekte kann man anhand der folgenden Leitfragen prüfen.

Wer steckt dahinter?

Die Anbieter von Gesundheitsinformationen im Internet haben höchst unterschiedliche Hintergründe. Hinter einem

Portal können Fachleute oder Institutionen mit professioneller Verantwortung stehen, aber auch interessierte Laien, etwa aus der Selbsthilfe, oder kommerzielle Anbieter, die mit den bereitgestellten Informationen eigene Interessen verfolgen. Man sollte darum zunächst prüfen, wer die entsprechende Website betreibt und finanziert. Diese Informationen finden sich in der Regel unter der Rubrik »Über uns« oder »Kontakt« oder aber im »Impressum«. Seriöse Seiten nennen oft neben dem Betreiber und der Finanzierungsgrundlage auch die Namen und die Qualifikation der Autorinnen und Autoren. Ein kommerzieller Hintergrund ist zu vermuten, wenn genau neben den Texten Werbung zu passenden Produkten erscheint oder solche Produkte direkt über diese oder eine verlinkte Seite verkauft werden.

Ist die Seite aktuell?

Da sich wissenschaftliche Erkenntnisse ständig weiterentwickeln, sollte eine Website regelmäßig aktualisiert werden. Darum sollte man als Nutzer das Erstellungsdatum prüfen. Seriöse Seiten geben an, wie lange die Inhalte gültig sind und in welchen Abständen eine Aktualisierung erfolgt.

Werden die Quellen genannt?

Ein weiteres Qualitätsmerkmal ist es, wenn zumindest für die zentralen Aussagen am Ende des Textes Quellen angegeben werden. Wünschenswert sind auch Angaben zum Prozess der Texterstellung, wenn etwa neben der Einbindung von Fachexpertinnen und -experten auch Betroffene mitgewirkt haben.

Wie steht es mit dem Datenschutz?

Seriöse Seiten machen klare Angaben zum Datenschutz. Dies ist insbesondere wichtig, wenn persönliche Nutzerdaten übermittelt und verarbeitet werden, beispielsweise bei einer Anmeldung für einen Newsletter.

Nach der Prüfung dieser eher formalen Kriterien sollte man einen kritischen Blick auf die dargebotenen Inhalte werfen.

Wie werden die Informationen vermittelt?

Oft gibt schon die verwendete Sprache einen ersten Eindruck von der Seriosität der Inhalte: Ist sie sachlich und neutral oder sensationsheischend und marktschreierisch? Skepsis ist geboten bei Versprechungen wie einer »garantierten« Wirksamkeit oder einer Therapie »ohne Nebenwirkungen«. Seriöse Seiten schüren keine Ängste und bauen keinen Verkaufsdruck auf, indem sie Produkte als »nur in begrenzter Zahl« oder »nur für eine kurze

Zeit« erhältlich anpreisen oder Begriffe wie »ganzheitliche Medizin« bei gleichzeitiger Abwertung der »Schulmedizin« verwenden.

Vertrauenswürdige Seiten zeichnen sich dadurch aus, dass zentrale Fachbegriffe und Fremdwörter erklärt werden. Sie informieren sachlich darüber, welche Vor- und Nachteile beispielsweise eine bestimmte Behandlung mit sich bringt, nennen alternative Therapien und klären über Nebenwirkungen auf. Ein weiteres Qualitätsmerkmal ist der Hinweis, dass die Informationen auf der Website nicht das Gespräch mit der Ärztin oder dem Arzt ersetzen.

Foren und Chats

Formate wie Chats und Foren sind bei ernährungs- oder allgemein gesundheitsbezogenen und medizinischen Fragestellungen sehr beliebt. Sie geben Nicht-Fachleuten die Möglichkeit, persönliche Erfahrungen auszutauschen. Die Qualität der hier vermittelten Gesundheitsinformationen ist jedoch auch kritisch und unter Vorbehalt zu betrachten: Zum einen äußern sich hier Laien, zum anderen kann es vorkommen, dass Personen, die nur vorgeben, Patienten zu sein, die Diskussion in eine bestimmte Richtung lenken oder verdeckt für bestimmte Produkte oder Behandlungen werben.

Apps auf Rezept

Seit dem Herbst 2020 können Mediziner in Deutschland »Apps auf Rezept« verschreiben. Doch während es für die qualitative Bewertung von Internetseiten bereits hilfreiche Empfehlungen gibt, stecken solche Ansätze im Bereich der Apps noch in den Kinderschuhen. Aber auch die Wirksamkeit der Apps ist ein Problem. Zwar prüft das Bundesinstitut für Arzneimittel und Medizinprodukte (BfArM) die »Apps auf Rezept«, doch ein echter Nutzen- oder Wirksamkeitsnachweis im Vergleich zu den bisherigen Therapien und Angeboten fehlt größtenteils. Nur jede vierte App konnte einer Auswertung des Spitzenverbandes der gesetzlichen Krankenversicherungen zufolge direkt ihren Nutzen belegen. Wobei der Nutzen so definiert wird, dass auch eine alleinige Optimierung des Prozessablaufes einer Behandlung ausreicht.

Checkliste für Apps

Aktuell gibt es über 100.000 gesundheitsbezogene oder medizinische Apps. Etwa vier von zehn Menschen nutzen diese digitalen Helfer regelmäßig. Eine Orientierung über die Qualität und Verlässlichkeit in diesem Dschungel der Apps zu finden, ist jedoch sehr schwer. Eine einfache Checkliste auf der ▶ vorderen Umschlaginnenseite kann bei einer ersten Einschätzung helfen.

Qualität im Netz

Bei der Suche nach vertrauenswürdigen Gesundheitsinformationen im Internet bieten verschiedene Gütesiegel Nutzern Orientierung. Außerdem gibt es eine Reihe von qualitätsgesicherten Online-Portalen, die man zum Ausgangspunkt seiner Recherchen machen kann.

Seriöse Gütesiegel

Im Internet gibt es die unterschiedlichsten Zertifikate und Gütesiegel. Doch längst nicht alle sind seriös und frei von kommerziellen Interessen. Im Gesundheitsbereich gibt es einzelne aussagekräftige Zertifikate, die für die Einhaltung gewisser Mindeststandards hinsichtlich der Transparenz, Güte und Objektivität stehen. Sie geben zwar keine Garantie für inhaltliche Richtigkeit; ihr Vorhandensein auf einer Website bestätigt jedoch zumindest ein erkennbares Engagement des Anbieters für mehr Qualität. Die nachstehenden Zertifikate geben einen solchen Hinweis auf die Güte einer Website:

afgis – Aktionsforum Gesundheitsinformationssystem

2003 gründeten Organisationen, Unternehmen, Verbände und Einzelpersonen in Deutschland das Aktionsforum Gesundheitsinformationssystem (afgis) e. V., ein Qualitäts- und Qualifizierungsnetzwerk mit dem Ziel, die Qualität von Online-Gesundheitsinformationen zu fördern. Zu diesem Zweck wurden Standards entwickelt, die den Fokus auf die Barrierefreiheit, die Benutzerfreundlichkeit und die Verständlichkeit von Informationen legen. Eine eigens entwickelte Checkliste bietet Anbietern von digitalen Gesundheitsinformationen Orientierung beim Erstellen ihres Webangebots. Das Aktionsforum prüft Internetseiten anhand von zehn Transparenzkriterien und hinterlegt die Ergebnisse in einer anbieterunabhängigen Datenbank. Das afgis-Qualitätslogo für geprüfte Gesundheitsinformationen darf jeweils ein Jahr auf der Website geführt werden.

Stiftung Gesundheit

Die gemeinnützige Stiftung Gesundheit will die Transparenz im Gesundheits-

wesen fördern und Verbrauchern eine praktische Orientierungshilfe an die Hand geben. Unter anderem prüft und zertifiziert die Stiftung Ratgeberliteratur und Websites. Das entsprechende Gütesiegel signalisiert Verbrauchern, dass die jeweiligen Inhalte verlässlich und verständlich sind. Um dieses Siegel zu erhalten und führen zu dürfen, müssen Websites insgesamt 150 Kriterien erfüllen. Es ist für ein Jahr gültig und bedarf dann einer erneuten Zertifizierung.

Empfehlenswerte Websites

Die nachstehend beschriebenen vertrauenswürdigen Websites gewährleisten einen direkten Zugang zu objektiven und verlässlichen Gesundheitsinformationen, ohne einen Umweg über die mehr oder weniger stark von kommerziellen Interessen geprägten einschlägigen Suchmaschinen nehmen zu müssen.

www.gesundheitsinformation.de
Das Institut für Qualität und Wirtschaftlichkeit im Gesundheitswesen (IQWiG) leistet mit diesem Portal verlässliche und verständliche Aufklärung über zahlreiche Gesundheits- und Krankheitsthemen.

www.patienten-information.de
Im Auftrag der Bundesärztekammer und der Kassenärztlichen Bundesvereinigung stellt das Ärztliche Zentrum für Qualität in der Medizin auf dieser Website nützliche Informationen zu Krankheiten sowie laienverständliche Versorgungsleitlinien bereit.

www.igel-monitor.de
Diese Seite bringt Transparenz in den Markt der Individuellen Gesundheitsleistungen (IGeL) und informiert sachlich über Nutzen und Schaden diverser Selbstzahler-Leistungen.

www.washabich.de
Seit mehr als zehn Jahren übersetzen Medizinstudierende und Ärzte eingesandte medizinische Befunde kostenlos in eine laienverständliche und patientengerechte Sprache. Auch Entlassungsberichte nach einem Krankenhausaufenthalt werden mittlerweile von kooperierenden Einrichtungen übersetzt.

www.gutepillen-schlechtepillen.de
Die Gemeinnützige Gesellschaft für unabhängige Gesundheitsinformationen will mit diesem Internetportal und einer gleichnamigen Zeitschrift Gesunden und Kranken helfen, ihre Gesundheit zu erhalten sowie wirksame und möglichst verträgliche Arzneimittel auszuwählen. Dabei wird auch über die Tricks von Werbung aufgeklärt.

www.krebsinformationsdienst.de
Mit dem Deutschen Krebsforschungszentrum im Hintergrund bietet diese Website Patienten und Angehörigen verlässliche Informationen und individuelle Beratung zum Thema Krebs und Vorbeugung.

www.bzga.de
Die Bundeszentrale für gesundheitliche Aufklärung (BZgA) als Unterbehörde des Bundesministeriums für Gesundheit informiert über viele Themen zur Ernährung sowie Früherkennung und Gesundheitserhaltung.

www.wissenwaswirkt.org
Dieser Blog des internationalen Netzwerks Cochrane bereitet den aktuellen Stand der wissenschaftlichen Forschung in Medizin und Gesundheit für Verbraucher verständlich auf.

www.medizin-transparent.at
Ein Expertenteam unterzieht gesundheitsbezogene Behauptungen aus Medien, Werbung und Internet einem gründlichen Faktencheck – auch auf Anfrage von Verbrauchern. Das wissenschaftlich fundierte Ergebnis wird in leicht verständlicher Sprache auf der Website veröffentlicht.

www.bzfe.de
Das Bundeszentrum für Ernährung wurde auf Beschluss des Bundesministeriums für Ernährung und Landwirtschaft 2017 gegründet. Es hat den Anspruch klar, neutral und wissenschaftlich fundiert über Ernährungsthemen zu informieren und eine Orientierung zu geben.

www.dge.de
Die Deutsche Gesellschaft für Ernährung e.V. erarbeitet als wissenschaftliche Fachgesellschaft ernährungswissenschaftliche Aussagen und Empfehlungen und übersetzt diese in die Praxis. Ihr Ziel ist eine ausgewogene und nachhaltige Ernährung.

Wie nutze ich dieses Buch?

Dieses Buch soll als Wegweiser zu verlässlichen und gesicherten Informationsquellen rund um die Ernährung und Gesundheit dienen. Ziel ist es, das allgemeine Wohlbefinden und die Lebensqualität zu fördern und zu verbessern.

Die digitale Gesundheitskompetenz der Ratsuchenden soll gestärkt werden, sodass sie das Internet und digitale Informationsquellen künftig noch besser und sicherer nutzen und vertrauenswürdige Webseiten noch leichter von kommerziellen oder unseriösen Angeboten unterscheiden können.

Kurze, informative Einleitungstexte stellen die einzelnen Themengebiete vor. Daran schließen sich jeweils Kurzporträts ausgewählter Quellen an. Querverweise zu anderen, thematisch verwandten Kapiteln ermöglichen eine vertiefte Auseinandersetzung mit einzelnen Aspekten. Alle vorgestellten Websites, Blogs, Apps, Bücher und Videos wurden sorgfältig ausgewählt und geprüft. Dabei wurde auch darauf geachtet, Webseiten auszuwählen, die voraussichtlich lange und mit guter Qualität verfügbar sein werden. Dies schließt jedoch nicht aus, dass manche Inhalte im Laufe der Zeit verändert oder Websites umstrukturiert werden.

Wird bei Websites auf bestimmte Unterseiten verwiesen, ist ein Klick-Pfad angegeben, der Schritt für Schritt zu der entsprechenden Information führt. Sollte dieser nicht mehr zum Ziel führen, besteht die Möglichkeit, das entsprechende Stichwort in die Suchfunktion auf der Startseite der jeweiligen Website einzugeben. Weiterhin besteht jeweils auch die Möglichkeit, die Stichwörter in eine Suchmaschine einzugeben.

Ernährung und Gesundheit

GESUNDE ERNÄHRUNG spielt eine immer größere Rolle im Bewusstsein der deutschen Bevölkerung. So kaufen dem Ernährungsreport 2022 »Deutschland, wie es isst« des Bundesministeriums für Ernährung und Landwirtschaft zufolge mehr und mehr Menschen bewusst ein. Dabei legen sie häufig Wert auf klima- und umweltgerechte Produkte, beugen Lebensmittelverschwendung vor und wünschen sich transparente Informationen für die Kaufentscheidung. Immer öfter wandern regionale und saisonale Produkte in den Einkaufskorb. Darüber hinaus wird beim Einkauf von Fleisch vermehrt auf das Tierwohl geachtet. Aber es landen auch immer mehr vegetarische und vegane Lebensmittel im Einkaufswagen. Diese Entwicklung ist ein großer Pluspunkt für die Gesundheit. Denn eine ausgewogene Ernährung beugt zahlreichen Krankheiten wie Herz-Kreislauf- oder Magen-Darm-Beschwerden vor. Auf dem Speiseplan sollten viel Obst und Gemüse stehen, aber auch Proteine, gesunde Kohlenhydrate und ungesättigte Fettsäuren sowie ausreichend Ballaststoffe.

Nährstoffe

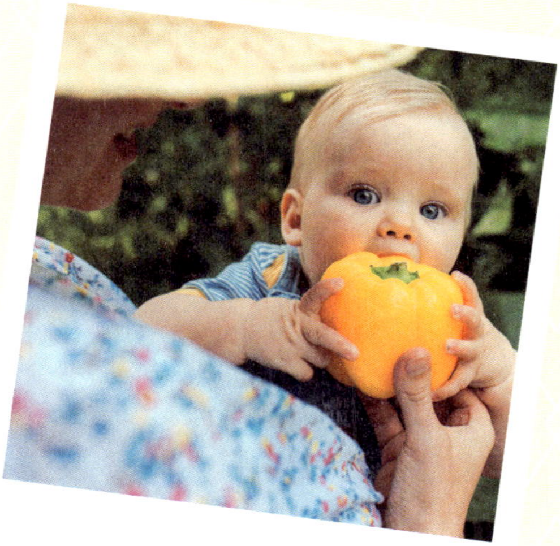

NÄHRSTOFFE SIND EIN UNVERZICHTBARER Bestandteil der täglichen Ernährung. Besonders wichtig sind die sogenannten Makronährstoffe, die in größeren Mengen benötigt werden. Dazu gehören Proteine (▸ Seite 22), Kohlenhydrate (▸ Seite 24) und Fette (▸ Seite 26). Kohlenhydrate sind die wichtigsten Energielieferanten des Körpers. Eiweiße dienen vor allem als Baustoffe. Auch Fette sind Energiespender und unterstützen bei der Aufnahme von fettlöslichen Vitaminen. Doch es gibt viele weitere Nährstoffe, die der Organismus benötigt. Neben den Makronährstoffen sind das die sogenannten Mikronährstoffe, von denen der Körper eine geringere Zufuhr braucht. Dazu zählen Mineralstoffe und Spurenelemente (▸ Seite 30) sowie Vitamine und Antioxidantien (▸ Seite 32). Ein weiterer wichtiger Nahrungsbestandteil ist Salz (▸ Seite 28). In Maßen eingesetzt unterstützt es viele Stoffwechselvorgänge. Unverzichtbar sind auch Ballaststoffe (▸ Seite 34), die bei der Verdauung helfen.

Proteine

Ob Fleisch (▸ Seite 52), Fisch (▸ Seite 54) oder Hülsenfrüchte (▸ Seite 42): Proteine sind in vielen Lebensmitteln enthalten. Für den Körper sind die Eiweiße von zentraler Bedeutung. Denn die Makronährstoffe sind wichtige Bausteine, zum Beispiel für Zellen, Blut und Organe. Zudem sind sie für viele Körperfunktionen mitverantwortlich. Sie helfen bei der Bildung von Muskeln, sorgen für ein längeres Sättigungsgefühl und unterstützen das Immunsystem. Aufgebaut sind sie aus komplexen Molekülen, die aus Aminosäuren bestehen. Es gibt insgesamt 20 verschiedene Aminosäuren. Neun von ihnen sind essenziell, das heißt, sie können vom Körper nicht selbst hergestellt, sondern nur über die Nahrung aufgenommen werden. Der Proteinbedarf ist abhängig von Alter, Geschlecht, körperlicher Aktivität und Gesundheitszustand. Die Deutsche Gesellschaft für Ernährung empfiehlt eine tägliche Proteinzufuhr von 0,8 Gramm pro Kilogramm Körpergewicht für Erwachsene bis unter 65 Jahren. Bei älteren Personen liegt der Wert etwas höher.

Gut zu wissen

Was sind Proteine und wozu braucht sie der Körper? In ihren FAQ beantwortet die Deutsche Gesellschaft für Ernährung wichtige Fragen wie diese zu Eiweißen und unentbehrlichen Aminosäuren.

Mehr Infos unter dge.de ▸ Suche nach »Aminosäuren«

apotheken-umschau.de

Proteine sind unverzichtbar für den menschlichen Organismus. Die Apotheken Umschau gibt auf ihrem Webportal leicht verständliche Antworten auf zentrale Fragen rund um die wichtigen Nährstoffe. So erfahren die Leserinnen und Leser unter anderem, ob Proteine muskulös und schlank machen oder wann Eiweißriegel sinnvoll sind.

Mehr Infos unter apotheken-umschau.de ▸ Suche nach »Was sind eigentlich Eiweiße?«

bzfe.de

Welchen Zusatznutzen haben proteinreiche Lebensmittel? Dieser Frage geht das Bundeszentrum für Ernährung (BZfE) auf seiner Webpräsenz nach, indem es den Mehrwert von Lebensmitteln wie Brot, Müsli oder Milchprodukten erklärt. Das BZfE untersteht der Bundesanstalt für Landwirtschaft und Ernährung. Es wurde 2017 auf Beschluss des Bundesministeriums für Ernährung und Landwirtschaft ins Leben gerufen.

Mehr Infos unter: bzfe.de ▸ Lebensmittel ▸ Trendlebensmittel ▸ Proteinreiche Lebensmittel

verbraucherzentrale.de

Inwiefern ändert sich der Proteinbedarf im Alter und wie gelingt eine ausreichende Zufuhr? Die Verbraucherzentrale erläutert an dieser Stelle, worauf Menschen ab 65 Jahren bei der Proteinaufnahme besonders achten müssen.

Mehr Infos unter: verbraucherzentrale.de ▸ Lebensmittel ▸ Ernährung für Senioren ▸ Proteine und Proteinpräparate

eufic.org

Mit vielen Grafiken zeigt das Europäische Informationszentrum für Lebensmittel (EUFIC) auf, was Proteine sind und welche Funktion sie im Körper erfüllen. Erklärt wird unter anderem, ob es einen Unterschied zwischen tierischen und pflanzlichen Eiweißen gibt oder was passiert, wenn zu viele Proteine gegessen werden. Die EUFIC ist eine gemeinnützige, von der Europäischen Union kofinanzierte Organisation, die wissenschaftlich fundiert über einen gesünderen Lebenswandel informiert.

Mehr Infos unter: eufic.org/de ▸ In unserem Essen ▸ Proteine ▸ Was sind Proteine und welche Funktionen erfüllen sie im Körper?

Kohlenhydrate

Kohlenhydrate haben einen schlechten Ruf als Dickmacher, dabei sind sie lebensnotwendige Energielieferanten. Der Deutschen Gesellschaft für Ernährung zufolge sollten mindestens 50 Prozent der Nahrung daraus bestehen. Es kommt aber darauf an, welche Kohlenhydratarten verzehrt werden. Denn sie bestehen entweder aus einem, zwei oder mehreren Zuckermolekülen. Zu den sogenannten Monosacchariden (Einfachzucker) gehört zum Beispiel Traubenzucker. Der Haushaltszucker wird den Disacchariden (Zweifachzucker) zugerechnet. Polysaccharide (Vielfachzucker) befinden sich vor allem in stärkehaltigen Lebensmitteln wie Kartoffeln, Reis oder Vollkornprodukten. Im Gegensatz zu Vielfachzucker lassen Einfachzucker den Blutzuckerspiegel sehr schnell ansteigen, was das Risiko für Diabetes Typ 2 (▶ Seite 116) erhöht. Zudem halten sie nur kurzzeitig satt und greifen die Zahngesundheit an. Für eine ausgewogene Ernährung sollten daher vor allem Kohlenhydrate in Form von Polysacchariden verzehrt werden.

Wenig Zeit

Wie viele Kohlenhydrate stecken in Nudeln, Müsli-Riegeln oder Baguette? Einen Überblick über besonders kohlenhydratreiche Lebensmittel liefert diese Liste von utopia.de. Das Portal informiert seit 2007 redaktionell unabhängig über einen nachhaltigen Lebensstil, enthält jedoch auch Werbung.

Mehr Infos unter utopia.de ▸ Suche nach »Kohlenhydratreiche Lebensmittel«

stiftung-gesundheitswissen.de

Dieses Angebot der Stiftung Gesundheitswissen (SGW) informiert fundiert und mit Quellenangaben über den Nutzen von Kohlenhydraten für den Körper. Dargestellt wird auch, wie sich deren Genuss auf den Blutzuckerspiegel auswirkt und wie Diabetes Typ 2 entstehen kann. Die SGW ist eine gemeinnützige Stiftung bürgerlichen Rechts, die 2015 vom Verband der Privaten Krankenversicherung ins Leben gerufen wurde.

Mehr Infos unter stiftung-gesundheitswissen.de ▸ Gesundes Leben ▸ Ernährung & Lebensweise ▸ Wie gesund sind Kohlenhydrate?

Low Carb

In dieser Folge der NDR-Sendung »Iss besser« mit dem Ernährungsmediziner Dr. Matthias Riedl geht es um »Low Carb«, das heißt die Reduktion von Kohlenhydraten. Diese hilft bei der Gewichtsabnahme oder bei Diabetes Typ 2, sollte aber auf gesunde Weise stattfinden durch eine Ernährung mit viel Gemüse und Proteinen.

Mehr Infos unter ndr.de ▸ Suche nach »Low Carb: Gesünder essen mit weniger Kohlenhydraten«

aok.de

Warum bei Kohlenhydraten lieber auf Qualität statt auf Quantität gesetzt werden sollte, stellt die AOK in ihrem Gesundheitsmagazin dar. Das Angebot der Krankenkasse umfasst auch eine Kohlenhydrat-Tabelle, die aufschlüsselt, wie viele davon ein Lebensmittel pro 100 Gramm enthält.

Mehr Infos unter aok.de/pk/magazin ▸ Suche nach »Kohlenhydrate: besser als ihr Ruf«

Nährwerttabelle

Die Publikation »Die Nährwerttabelle« der Deutschen Gesellschaft für Ernährung listet übersichtlich den Nährwertgehalt von über 1.300 gängigen Lebensmitteln und Gerichten auf. Sie informiert unter anderem auch über den jeweiligen Kohlenhydratgehalt. Eine Leseprobe der kostenpflichtigen Broschüre ist online erhältlich.

Mehr Infos unter dge-medienservice.de ▸ Allgemeine Ernährungsempfehlungen ▸ Die Nährwerttabelle

Fette

Wie sich Fette auf die Gesundheit auswirken, hängt von ihrer Qualität ab. Fette mit gesättigten Fettsäuren kommen vor allem in tierischen Produkten wie Fleisch oder Butter vor. Sie erhöhen bei übermäßigem Verzehr den Cholesterinspiegel (▶ Seite 126) und gehen mit einem erhöhten Risiko für Herz-Kreislauf-Krankheiten (▶ ab Seite 98) einher. Ungesättigte Fettsäuren haben eine positive Wirkung auf die Gesundheit und sind wertvolle Energielieferanten. Zudem machen sie die Aufnahme der fettlöslichen Vitamine A, D, E und K möglich. Zu ihnen gehören essenzielle Fettsäuren wie Omega-3- und Omega-6-, die der Körper nicht selbst herstellen kann. Sie kommen außer in pflanzlichen Ölen auch in Nüssen oder fettem Seefisch vor. Die Deutsche Gesellschaft für Ernährung empfiehlt 10 bis 15 Gramm Öl und 15 bis 30 Gramm Margarine oder Butter täglich. Besonders ungesund sind sogenannte Transfette. Sie entstehen bei der Weiterverarbeitung von ungesättigten Fettsäuren, etwa bei der Herstellung von frittierten Speisen.

Wenig Zeit

Was unterscheidet gute von schlechten Fette? In ihrem Gesundheitsmagazin gibt die AOK einen fundierten Überblick über die wichtigsten Fragen rund ums Thema, unter anderem anhand eines Videos von Ernährungscoach Felix Berndt alias »Doc Felix«.

Mehr Infos unter aok.de/pk/magazin ▸ Suche nach »Gute und schlechte Fette: Der Vergleich«

apotheken-umschau.de

Warum sind Fette für den menschlichen Organismus lebenswichtig? Wie viel Fett ist gesund, wann macht es krank? Und welche Zusammensetzung ist entscheidend? Die Apotheken Umschau erklärt an dieser Stelle die wichtigsten Fakten rund um diesen Nährstoff, auch mithilfe von anschaulichen Grafiken.

Mehr Infos unter apotheken-umschau.de ▸ Suche nach »Was sind eigentlich Fette?«

bzfe.de

Dieses multimediale Angebot des Bundeszentrums für Ernährung (BZfE) informiert anhand von Video und Text schwerpunktmäßig darüber, wann welches Fett zum Einsatz kommen sollte. Dabei geht es unter anderem auf Fragen wie »Olivenöl zum Braten?« oder »Was bedeutet der Rauchpunkt?« ein. Das BZfE gehört zur Bundesanstalt für Landwirtschaft und Ernährung.

Mehr Infos unter bzfe.de ▸ Lebensmittel ▸ Lebensmittelkunde ▸ Speisefette und -öle

Fettstoffwechsel

In diesem Video der Stiftung Gesundheitswissen (SWG) wird verständlich und fundiert erklärt, wie der Fettstoffwechsel funktioniert. Eingebettet ist es in einen breiten Überblicksartikel. Die SGW ist eine gemeinnützige Stiftung bürgerlichen Rechts. Sie wurde 2015 vom Verband der Privaten Krankenversicherung gegründet.

Mehr Infos unter stiftung-gesundheitswissen.de ▸ Gesundes Leben ▸ Körper & Wissen ▸ Wie funktioniert der Fettstoffwechsel?

Ratgeber gesunde Fette

In diesem Buch informiert die Diplom-Ökotrophologin Anne Iburg wissenschaftlich fundiert über die geeigneten Fette bei Beschwerdebildern wie Herz-Kreislauf-Erkrankungen, Diabetes, Arthrose oder Rheuma, aber auch bei Müdigkeit und chronischen Schmerzen. Dazu liefert sie 66 Rezepte mit den wichtigsten Nährwertangaben pro Portion.

Anne Iburg: Ernährungsratgeber gesunde Fette. So setzen Sie die richtigen Fette und Öle gezielt bei Beschwerden und Erkrankungen ein. 66 Rezepte für die schnelle Küche. Hannover: humboldt Verlag

Salz

Salz ist für den menschlichen Organismus ein lebenswichtiger Nahrungsbestandteil. Es setzt sich aus Natrium und Chlorid zusammen. Die beiden Mineralstoffe sind nicht nur für einen funktionierenden Wasserhaushalt mitverantwortlich, sondern auch für die Blutdruckregulierung. Natrium spielt zudem eine wichtige Rolle bei der Übertragung von Reizen im Körper und damit auch für die Muskelaktivität. Chlorid wiederum wird auch für die Bildung von Magensäure zur Verdauung benötigt. Jedoch nehmen die meisten Menschen zu viel Salz zu sich, was das Risiko für einen erhöhten Blutdruck (▸ Seite 100) steigert. In großen Mengen versteckt es sich vor allem in stark verarbeiteten Lebensmitteln wie Fertigpizza oder Chips. Natürliche Produkte wie Obst (▸ Seite 46) und Gemüse (▸ Seite 40) oder frischer Fisch (▸ Seite 54) beinhalten hingegen nur wenig Salz. Laut Empfehlung der Deutschen Gesellschaft für Ernährung sollten nicht mehr als 6 Gramm Salz pro Tag verzehrt werden, am besten angereichert mit Jod und Fluorid.

Gut zu wissen

Die Weltgesundheitsorganisation (WHO) fordert weltweit mehr Anstrengungen zur Einschränkung des Salzkonsums. Die Weltgemeinschaft werde das 2013 formulierte Ziel verfehlen, die Natriumaufnahme bis 2025 um 30 Prozent zu senken, schreibt die Organisation in ihrem Bericht zur globalen Salzreduktion.

Mehr Infos unter who.int ▸ Suche nach
»WHO global report on sodium intake reduction«

quarks.de

Wie viel Salz ist gut für uns? Dieser und weiteren Fragen rund ums Thema geht das Wissenschaftsformat »Quarks« des Westdeutschen Rundfunks an dieser Stelle mit einem kompakten Beitrag nach und liefert dazu viele weiterführende Quellenangaben.

Mehr Infos unter quarks.de ▸ Suche nach »Wie viel Salz ist gut für uns?«

bzfe.de

Als »weißes Gold« wurde Salz früher bezeichnet, diente es doch den Menschen schon früh als Mittel zur Haltbarmachung von Lebensmitteln und zum Würzen, was es für den Handel zu einem begehrten Gut machte. Doch welche Salzsorten gibt es eigentlich und mit welchen Zusatzstoffen wird es versetzt? Das Angebot des Bundeszentrums für Ernährung liefert spannende Antworten rund ums Speisesalz.

Mehr Infos unter: bzfe.de ▸ Lebensmittel ▸ Lebensmittelkunde ▸ Speisesalz

verbraucherzentrale.de

Ein ausführliches FAQ zum Thema Salz bietet auch das Webangebot der Verbraucherzentrale und geht zum Beispiel auf das wichtige Thema der Salzsensitivität ein. Diese zeigt auf, wie stark der Blutdruck auf das im Salz enthaltene Natrium reagiert und ist bei jedem Menschen individuell.

Mehr Infos unter verbraucherzentrale.de ▸ Lebensmittel ▸ Gesund Ernähren ▸ Fragen und Antworten zu Salz: Das sollten Sie wissen

apotheken-umschau.de

Bei vielen Deutschen landet zu viel Salz in den Mahlzeiten. Die Apotheken Umschau erläutert, welche Risiken das mit sich bringt, warum häufiges Nachsalzen ungesund ist und wie die Salzentwöhnung gelingt.

Mehr Infos unter apotheken-umschau.de ▸ Suche nach »Schmackhaft = ungesund? Wie viel Salz zu viel ist«

Mineralstoffe und Spurenelemente

Mineralstoffe und Spurenelemente sind anorganische Nährstoffe. Zu den Mineralstoffen zählen beispielsweise Mengenelemente wie Kalzium, Natrium oder Magnesium. Spurenelemente sind Mineralstoffe, die in viel geringeren Dosen benötigt werden als Mengenelemente. Zu ihnen gehören unter anderem Eisen, Zink, Kupfer und Selen. Mineralstoffe und Spurenelemente kommen in unterschiedlichen Mengen in Lebensmitteln vor. Calcium findet sich zum Beispiel in Milchprodukten (▶ Seite 50) und grünem Gemüse, Eisen in rotem Fleisch oder Hülsenfrüchten. Mineralstoffe und Spurenelemente erfüllen viele Funktionen im Körper. So sind zum Beispiel Calcium und Phosphor wichtig zur Vorbeugung von Osteoporose und Eisen für den Sauerstofftransport im Blut. Sowohl ein Mangel als auch ein Überschuss kann zu gesundheitlichen Problemen führen. Ein bekanntes Beispiel ist der Eisenmangel, der eine Anämie (»Blutarmut«) auslösen kann. Übermäßiger Natriumkonsum (siehe Salz, Seite 28) kann wiederum Bluthochdruck (▶ Seite 100) fördern.

Gut zu wissen

Die Deutsche Gesellschaft für Ernährung zeigt in ihrer Referenzwerteübersicht, welche Nährstoffmengen täglich verzehrt werden sollten, um lebenswichtige Körperfunktionen sicherzustellen und Krankheiten vorzubeugen.

Mehr Infos unter dge.de ▸ Wissenschaft ▸ Referenzwerte

gesund-ins-leben.de

Welche Nahrungsergänzungsmittel sind in der Schwangerschaft besonders wichtig? Auf diese Frage geht das Portal »Gesund ins Leben«, ein Netzwerk von Institutionen, Fachgesellschaften und Verbänden zur Förderung der frühkindlichen Gesundheit, ein und gibt Tipps rund um die Einnahme von Folsäure, Jod und Eisen.

Mehr Infos unter gesund-ins-leben.de
▸ Für Familien ▸ Schwangerschaft
▸ Folsäure, Jod und Co.

Nahrungsergänzungsmittel

Dieses Video in der ARD-Mediathek aus der Reihe »W wie Wissen« erklärt, wann Nahrungsergänzungsmittel wirklich nötig sind und welche Gefahren für den Körper mit ihrer Einnahme verbunden sein können.

Mehr Infos unter ardmediathek.de
▸ Suche nach »Mineralstoffe im Körper«

apotheken-umschau.de

Obwohl der menschliche Organismus Spurenelemente nur in sehr geringen Mengen benötigt, sind sie für viele Körperfunktionen von großer Bedeutung. Die Apotheken Umschau klärt an dieser Stelle über diese wichtigen Mineralstoffe auf.

Mehr Infos unter apotheken-umschau.de
▸ Suche nach »Spurenelemente«

Vitamine, Mineralstoffe, Spurenelemente

Welche Wechselwirkungen können Vitamine, Mineralstoffe und Spurenelemente mit Medikamenten haben? Wer sollte Nahrungsergänzungsmittel einnehmen? Und wann ist eine medizinische Anwendung sinnvoll? Dieser Ratgeber liefert wissenschaftlich fundierte Handlungsempfehlungen rund um das Thema Mikronährstoffe.

Julia Podlogar, Martin Smollich: Vitamine, Mineralstoffe, Spurenelemente. Evidenzbasiertes Beratungswissen für die Praxis. Stuttgart: Deutscher Apotheker Verlag

Vitamine und Antioxidantien

Vitamine sind organische Verbindungen, die der Körper für verschiedene Stoffwechselprozesse benötigt. Sie unterstützen das Immunsystem, fördern die Zellregeneration und tragen zur Energiegewinnung bei. Da der menschliche Organismus die meisten von ihnen nicht selbst herstellen kann, müssen sie von außen zugeführt werden. Es gibt insgesamt 13 Vitamine, darunter die Vitamine A, C, D, E und K. Antioxidantien sind Substanzen, die den Körper vor »freien Radikalen« schützen. Freie Radikale entstehen als Nebenprodukte des Stoffwechsels und durch äußere Einflüsse wie UV-Strahlung oder Zigarettenrauch. Sie können die Zellen schädigen und das Risiko für Krankheiten wie Krebs erhöhen. Antioxidantien wie Vitamin C, E und Betacarotin helfen dem Körper, sich vor freien Radikalen zu schützen. Besonders frisches Obst und Gemüse sind reich an Vitaminen und Antioxidantien. Je naturbelassener und abwechslungsreicher die Ernährung ist, umso besser lässt sich der Bedarf decken.

Gut zu wissen

In seinem »kleinen Vitamin-Lexikon« schlüsselt das AOK-Gesundheitsmagazin auf, welche Vitamine wichtig für die Gesundheit sind und in welchen Lebensmitteln sie stecken.

Mehr Infos unter aok.de/pk/magazin ▸ Suche nach »Vitamine – Power fürs Immunsystem«

apotheken-umschau.de

Ausführliche Informationen über die verschiedenen Vitamine, ihr Vorkommen in Lebensmitteln sowie den Tagesbedarf liefert die Apotheken Umschau in ihrem Vitaminlexikon.

Mehr Infos unter apotheken-umschau.de ▸ Suche nach »Vitaminlexikon«

Vitamine und Mineralstoffe

Wofür brauchen wir Vitamine und Mineralstoffe? Dieser Frage geht ein anschauliches Video der WDR-Wissenssendung »Quarks« nach. Beantwortet wird auch die Frage, warum es nicht immer von Vorteil ist, diese als Nahrungsergänzungsmittel zusätzlich einzunehmen.

Mehr Infos unter ardmediathek.de ▸ Suche nach »Wofür brauchen wir Vitamine und Mineralstoffe?«

verbraucherzentrale.de

Von Vitamin A bis Zink: Die Verbraucherzentrale zählt an dieser Stelle von A–Z Vitamine, Mineralstoffe und Spurenelemente auf, die der Körper zur Gesunderhaltung benötigt.

Mehr Infos unter verbraucherzentrale.de ▸ Suche nach »Vitamine und Mineralstoffe von A–Z«

gesundheit.gv.at

Dieses Angebot des Öffentlichen Gesundheitsportals Österreichs erklärt, warum Antioxidantien für die Prävention von Krankheiten wichtig sind, wogegen sie schützen und worin sie enthalten sind.

Mehr Infos unter gesundheit.gv.at ▸ Gesund Leben ▸ Ernährung ▸ Vorbeugen mit Ernährung: Antioxidantien

Ballaststoffe

Ballaststoffe sind schwer bis unverdauliche Nahrungsbestandteile, die in pflanzlichen Lebensmitteln wie Vollkornprodukten, Obst, Gemüse und Hülsenfrüchten vorkommen. Eine ihrer Hauptfunktionen besteht darin, die Verdauung zu fördern. Sie erhöhen das Volumen des Stuhls und erleichtern die Darmbewegung. Darüber hinaus helfen sie dabei, den Blutzuckerspiegel zu stabilisieren, und reduzieren das Diabetes-Risiko (▶ Seite 116). Zudem beugen sie Übergewicht (▶ ab Seite 90), Bluthochdruck (▶ Seite 100) und der koronaren Herzkrankheit (▶ Seite 102) vor. Ballaststoffe haben eine hohe Sättigungswirkung, sodass sie dazu beitragen können, die Kalorienaufnahme zu kontrollieren. Die Deutsche Gesellschaft für Ernährung empfiehlt, täglich etwa 30 Gramm Ballaststoffe zu sich zu nehmen. Der durchschnittliche Verzehr liegt in Deutschland jedoch unter 20 Gramm pro Person. Dabei ist es wichtig, sie langsam in die Ernährung zu integrieren und ausreichend Wasser zu trinken, da Ballaststoffe Wasser binden. Bei einer abrupten Steigerung der Ballaststoffzufuhr können ansonsten Blähungen und Bauchschmerzen auftreten.

Gut zu wissen

Eine ballaststoffreiche Ernährung senkt das Risiko, an Herz-Kreislauf-Erkrankungen oder Krebs zu sterben. Nun hat eine aktualisierte Bewertung der Studienlage durch die Deutsche Gesellschaft für Ernährung ergeben, dass das Sterblichkeitsrisiko sich durch die Ballaststoffzufuhr sogar insgesamt verringert.

Mehr Infos unter dge.de ▸ Suche nach »Presseinformation 02/2022: Ballaststoffe in der Ernährung senken das Sterberisiko«

apotheken-umschau.de

Was sind Ballaststoffe? Welche Wirkung haben sie und in welchen Lebensmitteln sind sie zu finden? Dieser Beitrag der Apotheken Umschau widmet sich fundiert den wichtigsten Fragen rund ums Thema und gibt Tipps, wie Ballaststoffe verträglich in die tägliche Ernährung eingeführt werden können.

Mehr Infos unter apotheken-umschau.de ▸ Suche nach »Warum Ballaststoffe gesund sind«

aok.de

Ballaststoffe kommen in zwei Varianten vor: in wasserlöslicher und -unlöslicher Form. Das AOK Gesundheitsmagazin zeigt neben allgemeinen Informationen zum Thema auf, welche Funktionen sie jeweils im Körper erfüllen und in welchen Nahrungsmitteln sie vorkommen.

Mehr Infos unter aok.de/pk/magazin ▸ Suche nach »Was sind eigentlich Ballaststoffe?«

dge.de

In ihren FAQ zum Thema Ballaststoffe erklärt die Deutsche Gesellschaft für Ernährung ausführlich den Nutzen von Ballaststoffen für den Körper und worauf bei der Zufuhr zu achten ist. Erklärt wird unter anderem, wann der Genuss von Leinsamen, Chiasamen und Weizenkleie unbedenklich ist.

Mehr Infos unter dge.de ▸ Suche nach »Ballaststoffe«

Vielkönner Ballaststoffe

Der Ratgeber hilft dabei, mehr Ballaststoffe in die tägliche Ernährung zu integrieren. Die ausführlichen Informationen werden praxistauglich ergänzt durch Tabellen, die einen Überblick über den Ballaststoffgehalt von Lebensmitteln geben, gesunde Rezepte und Tagespläne für eine ausgewogene Ernährung. Anhand eines Tests können Leserinnen und Leser feststellen, wie viele Ballaststoffe sie bereits zu sich nehmen.

Prof. Dr. Ibrahim Elmadfa, Dr. Alexa Leonie Meyer: Vielkönner Ballaststoffe. Fitter Darm, starkes Immunsystem, Topfigur. München: Gräfe und Unzer Verlag

Grundnahrungs-mittel

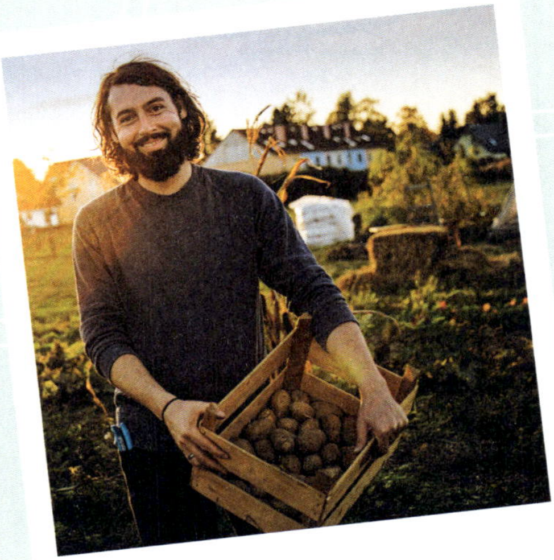

ALS GRUNDNAHRUNGSMITTEL werden die Nahrungsbestandteile bezeichnet, die in einer Kultur den mengenmäßig größten Anteil an der Ernährung ausmachen. Sie liefern Energie sowie die wichtigsten Nährstoffe, wie Kohlenhydrate, Proteine, Fette, Vitamine und Mineralstoffe (▶ Seite 20). Zu den Grundnahrungsmitteln in Deutschland zählen beispielsweise Getreideprodukte wie Brot (▶ Seite 44) und Nudeln, Kartoffeln, Reis, Gemüse (▶ Seite 40), Obst (▶ Seite 46), Milchprodukte (▶ Seite 50), Fleisch (▶ Seite 52), Fisch (▶ Seite 54), Eier (▶ Seite 48) und Hülsenfrüchte sowie Nüsse (▶ Seite 42). Diese Lebensmittel bilden die Basis der Mahlzeiten und sollten in angemessenen Mengen verzehrt werden.
Es empfiehlt sich – nicht erst seit der Corona-Pandemie – eine Vorratshaltung an länger haltbaren Grundnahrungsmitteln, um zu Hause mit dem Wichtigsten versorgt zu sein, zum Beispiel im Krankheitsfall. Dazu gehört auch eine ausreichende Menge an gesunden Getränken (▶ Seite 38).

Getränke

Die Deutsche Gesellschaft für Ernährung (DGE) stellt Getränke ins Zentrum ihres Ernährungskreises. Denn es ist wichtig, täglich eine ausreichende Trinkmenge zu sich zu nehmen, um Körper und Geist fit und gesund zu halten. Die DGE empfiehlt rund 1,5 Liter pro Tag zu trinken, am besten kalorienarme oder kalorienfreie Durstlöscher. In Deutschland ist Leitungswasser in der Regel von sehr guter Qualität. Es ist kostengünstig und kann gut zu ungesüßten Früchte- oder Kräutertees weiterverarbeitet werden. Wasser enthält lebenswichtige Mineralstoffe, deren Mengen jedoch variieren. Auf gekauften Mineralwasserflaschen gibt das Etikett Aufschluss darüber. Auch mit Wasser verdünnte Frucht- und Gemüsesäfte können wichtige Vitamine liefern. Die DGE rät dabei zu einer Mischung von drei Teilen Wasser und einem Teil Saft. Sie sollten jedoch aufgrund ihres hohen Zuckergehalts nur in Maßen getrunken werden, genauso wie Softdrinks (▶ Seite 70) und Genussmittel wie Kaffee oder Alkohol (▶ Seite 72).

Gut zu wissen

Stimmt der Mythos, dass wir mindestens zwei Liter Wasser am Tag trinken sollten? Nein, macht das Portal DocCheck mit mehreren Expertenantworten deutlich. Das Fazit: Viel wichtiger ist es, das eigene Durstgefühl wahrzunehmen und das Trinken im Alltag nicht zu vergessen.

Mehr Infos unter doccheck.com ▸ Suche nach »Durstlöscher: Schluss mit dem 2-Liter-Mythos«

dge.de

Der Ernährungskreis der Deutschen Gesellschaft für Ernährung (DGE) unterstützt eine gesunde Essweise mit Informationen zu den wichtigsten Lebensmitteln, so auch zu Getränken. Erklärt wird, welche Durstlöscher empfehlenswert sind und wie viel über den Tag verteilt getrunken werden sollte. Als Zusatzmaterial liefert die DGE den Flyer »Wasser trinken – fit bleiben« zum Download mit.

Mehr Infos unter dge.de ▸ Gesunde Ernährung ▸ DGE-Ernährungsempfehlungen ▸ DGE-Ernährungskreis ▸ Getränke

bzfe.de

Wasser: Das Bundeszentrum für Ernährung, das 2017 auf Beschluss des Bundesministeriums für Ernährung und Landwirtschaft ins Leben gerufen wurde, liefert an dieser Stelle alle wichtigen Fakten rund um das kühle Nass – von der Gewinnung über die Auf- und Zubereitung und gesundes Trinken bis hin zur Trinkwasserqualität. Unter der Kategorie »Vom Acker bis zum Teller« finden Interessierte zudem Informationen zu Kaffee und Tee sowie unter »Lebensmittelkunde« zu Fruchtsäften.

Mehr Infos unter bzfe.de ▸ Lebensmittel ▸ Vom Acker bis zum Teller ▸ Wasser

»Gesunde Getränke«

Im Podcast der Ernährungsexpertin Dr. Anne Fleck, »Gesundheit und Ernährung mit Brigitte Leben!«, geht es in der Folge »Gesunde Getränke« um die richtige Trinkmenge und gesundheitsförderliche Durstlöscher.

Online unter anderem unter podcast.de ▸ Suche nach »Gesunde Getränke«

Refill

Die kostenlose App »Refill« unterstützt dabei, in der Nähe sogenannte »Refill-Stationen« zu finden, an denen eigene Wasserflaschen gratis mit Leitungswasser nachgefüllt werden können. Das ist in Zeiten des Klimawandels besonders wichtig, vor allem bei Hitze im Sommer sowie zur Vermeidung von Abfall, der durch Einwegbehältnisse entsteht.
Die App ist für iOS und Android verfügbar.

Gemüse

Frisches Gemüse ist ein vielfältiger Nährstofflieferant. Es ist reich an Mineralstoffen, Vitaminen, Antioxidantien und Ballaststoffen (▶ Seite 20), die viele Funktionen des Körpers unterstützen. So sorgen sie zum Beispiel für ein gesundes Immunsystem, reduzieren das Risiko für Herz-Kreislauf-Erkrankungen (▶Seite 98) und beugen Krankheiten wie Diabetes Typ 2 (▶ Seite 116) sowie bestimmten Krebsarten vor. Gemüse umfasst eine große Bandbreite an Sorten, darunter Blattgemüse wie Spinat und Grünkohl oder Wurzelgemüse wie Karotten und Rote Beete. Je nach Gemüseart kann es roh in Salaten, gedünstet, gebraten, gegrillt oder als Zutat in Suppen, Eintöpfen und Saucen verwendet werden.

Es ist empfehlenswert, eine bunte Auswahl an Gemüse in die Ernährung einzubeziehen, da verschiedene Sorten unterschiedliche Nährstoffe bieten. Die Deutsche Gesellschaft für Ernährung rät dazu, mindestens drei Portionen von ein bis zwei Händen voll am Tag zu verzehren. Das entspricht ungefähr 400 Gramm Gemüse.

Gut zu wissen

Was ist regionales Gemüse? Dieser Frage geht das Portal »Mein Klimaschutz« nach und gibt außerdem Auskunft darüber, inwiefern regionales Gemüse zum Klimaschutz beiträgt und den CO_2-Fußabdruck der Verbraucherinnen und Verbraucher senken kann. Das Portal wird gefördert durch das Bundesministerium für Wirtschaft und Klimaschutz.

Mehr Infos unter mein-klimaschutz.de ▸ beim Einkauf ▸ Essen ▸ Was sind regionale Lebensmittel?

bzfe.de

»Gemüse: Frisch und gesund«: Das Bundeszentrum für Ernährung (BZfE) informiert auf seiner Webpräsenz fundiert über nährstoffreiche Lebensmittel, unter anderem über die verschiedenen Gemüsearten sowie Qualitätsmerkmale. Vom Beitrag aus haben Interessierte direkten Zugriff auf einen Online-Saisonkalender. Das BZfE wurde 2017 auf Beschluss des Bundesministeriums für Ernährung und Landwirtschaft gegründet.

Mehr Infos unter bzfe.de ▸ Lebensmittel ▸ Lebensmittelkunde ▸ Gemüse

dge.de

Gemüse hat nach Getreide, Getreideprodukten und Kartoffeln den zweitgrößten Anteil am Ernährungskreis der Deutschen Gesellschaft für Ernährung (DGE), der über eine vollwertige, pflanzenbetonte Ernährungsweise informiert. An dieser Stelle zeigt die DGE auf, welche gesunden Nährstoffe in Gemüse stecken, und gibt Orientierungswerte zum täglichen Bedarf. Der Flyer »Gemüse und Obst – Genießen Sie bunt« zum Download fasst als Zusatzmaterial alle wichtigen Infos zusammen.

Mehr Infos unter dge.de ▸ Gesunde Ernährung ▸ DGE-Ernährungsempfehlungen ▸ DGE-Ernährungskreis ▸ Gemüse und Salat

aok.de

Das Gesundheitsmagazin der AOK liefert in diesem Dossier einen breiten Überblick über die mehr als 650 Obst- und Gemüsesorten. Zu finden sind hier zahlreiche Artikel zum Thema, wie »So viele Kalorien stecken in Gemüse und Obst« oder »Schalen von Obst und Gemüse: gesund oder schädlich?«.

Mehr Infos unter aok.de/pk/magazin ▸ Ernährung ▸ Obst & Gemüse

Saisonkalender

Die »Saisonkalender«-App des Bundeszentrums für Ernährung ist ein mobiler Einkaufsberater für Gemüse und Obst. Sie zählt für den jeweiligen Monat alle Gemüse- und Obstsorten auf, die gerade Saison haben, und benennt dabei sowohl heimische Produkte als auch Importware. Die Anwendung ist kostenlos verfügbar für iOS und Android.

Mehr Infos unter bzfe.de ▸ Nachhaltiger Konsum ▸ Orientierung beim Einkauf ▸ Der Saisonkalender ▸ App: Der Saisonkalender

Hülsenfrüchte und Nüsse

Nüsse und Hülsenfrüchte sind reich an Ballaststoffen, Proteinen, gesunden Fetten, Vitaminen und Mineralstoffen (▶ Seite 20). So enthalten zum Beispiel Mandeln, Walnüsse und Cashewnüsse ungesättigte Fettsäuren, die dabei helfen, den Cholesterinspiegel zu senken und das Risiko von Herz-Kreislauf-Erkrankungen (▶ Seite 98) zu reduzieren. Sie sind zudem reich an Vitamin E, einem Antioxidans, das die Zellen vor Schäden durch freie Radikale schützen kann. Hülsenfrüchte wie Bohnen, Linsen und Kichererbsen wiederum sind pflanzliche Proteinquellen. In ihnen stecken komplexe Kohlenhydrate, die den Blutzuckerspiegel stabil halten und lang anhaltend Energie liefern. Darüber hinaus sind sie reich an Ballaststoffen, die die Verdauung fördern und das Risiko von Darmkrankheiten (▶ Seite 104) verringern. Eine Handvoll Nüsse als Snack oder als Topping für Salate und Müsli sowie Hülsenfrüchte in Suppen, Eintöpfen oder als Beilage zu Mahlzeiten können einen wertvollen Beitrag zur Gesundheit leisten.

Gut zu wissen

Schimmel in Nüssen: Wie gefährlich sind sogenannte »Aflatoxine«? In seinem Blog »Alles giftig – oder was?« klärt der Biologe und promovierte Toxikologe Dr. Carsten Schleh über Gifte auf, die von Schimmelpilzen in Nüssen gebildet werden können.

Mehr Infos unter doccheck.com ▶ Suche nach »Schimmel-Nüsse«

bzfe.de

»Nüsse: Vom Baum bis auf den Teller«: Das Bundeszentrum für Ernährung (BZfE) liefert an dieser Stelle ausführliche Informationen rund um die Knabberware – von der Erzeugung über die Verarbeitung bis hin zu Einkauf und Verzehr. Im Fokus stehen dabei auch die Bedeutung von Nüssen auf dem Speiseplan sowie mögliche Gesundheitsgefahren. Das BZfE wurde 2017 auf Beschluss des Bundesministeriums für Ernährung und Landwirtschaft gegründet.

Mehr Infos unter bzfe.de ▸ Lebensmittel ▸ Vom Acker bis zum Teller ▸ Nüsse

verbraucherzentrale.de

Ungeschälte Nüsse sind lange haltbar – doch wie sollen sie am besten gelagert werden? Die Verbraucherzentrale fasst in diesem Überblick anschaulich zusammen, wie Nüsse aufbewahrt werden sollen, und erklärt anhand eines »Sinnes-Checks«, woraus ersichtlich wird, ob diese noch verzehrt werden können.

Mehr Infos unter verbraucherzentrale.de ▸ Wissen ▸ Lebensmittel ▸ Auswählen, Zubereiten, Aufbewahren ▸ Nüsse: Haltbarkeit und Lagerung

verbraucherzentrale.de

Ein weiterer Artikel des Verbraucherportals gibt Aufschluss über die Hülsenfrüchte Erbsen, Bohnen und Linsen sowie ihre Verwendung in der Küche. Die ballaststoffreichen Eiweißlieferanten enthalten viele wertvolle Inhaltsstoffe und sind eine wichtige Grundlage für die vegetarische oder vegane Ernährung.

Mehr Infos unter verbraucherzentrale.de ▸ Wissen ▸ Lebensmittel ▸ Auswählen, Zubereiten, Aufbewahren ▸ Erbsen, Bohnen, Linsen: Tipps rund um Hülsenfrüchte

apotheken-umschau.de

Im Diabeteslexikon der Apotheken Umschau finden Betroffene Informationen darüber, wie sie Hülsenfrüchte als gesunde Eiweißlieferanten gefahrlos in ihren Speiseplan integrieren können. Denn Erbsen, Linsen und Co. enthalten viele Ballaststoffe, die den Blutzucker nur langsam ansteigen lassen. Dies ist bei der Berechnung des Insulinbedarfs zu berücksichtigen.

Mehr Infos unter apotheken-umschau.de ▸ Krankheiten & Symptome ▸ Diabetes ▸ Lexikon ▸ Hülsenfrüchte

Getreideprodukte

Ob im Brot, in Nudeln oder im Müsli: Getreide ist ein weltweites Grundnahrungsmittel. Als Getreide bezeichnet werden die Körner von kultivierten Gräsern, wie Weizen, Dinkel oder Roggen. Das stärkehaltige Naturprodukt setzt sich aus komplexen Kohlenhydraten (Polysaccharide) zusammen. Obwohl es wenig Fett beinhaltet, ist es reich an gesunden Fettsäuren. Bevorzugt werden sollten Vollkornprodukte, da sie sämtliche Bestandteile eines Getreidekorns und viele Nährstoffe wie Vitamine und Mineralstoffe und Spurenelemente sowie Ballaststoffe (▶ Seite 20) enthalten. Die Deutsche Gesellschaft für Ernährung rät, täglich vier bis sechs Scheiben (200 bis 300 Gramm) Brot oder drei bis fünf Scheiben (150 bis 250 Gramm) Brot und 50 bis 60 Gramm Getreideflocken zu verzehren. Darüber hinaus empfiehlt sie eine weitere Portion Getreideprodukte, etwa 200 bis 250 Gramm gegarte Nudeln oder 150 bis 180 Gramm Reis. Amarant, Buchweizen und Quinoa sind »nur« getreideähnliche Nahrungsmittel. Sie enthalten aber ähnliche Nährstoffe und sind ebenso gesund.

Gut zu wissen

»Süß, süßer, Frühstück«: In der AOK-Cerealienstudie macht die Krankenkasse deutlich: 99 Prozent der über 200 im Handel erhältlichen Kindermüslis enthalten mehr Zucker, als die Weltgesundheitsorganisation empfiehlt.

Mehr Infos unter aok-bv.de ▸ Suche nach »AOK-Cerealienstudie«

bzfe.de

Ob Weizen, Roggen oder Dinkel: Getreide gibt es in vielerlei Sorten. Auf seinem Portal gibt das Kompetenz- und Kommunikationszentrum für Ernährungsfragen in Deutschland ausführlich Auskunft über das Hauptgrundnahrungsmittel und seine Verwendung. Ein weiteres Themendossier geht im Bereich »Vom Acker bis zum Teller« auf Brot, seine Zubereitung und Bedeutung für die Ernährung ein.

Mehr Infos unter bzfe.de
▸ Lebensmittelkunde ▸ Getreide

ndr.de

Von Amarant bis Weizen: Was unterscheidet die verschiedenen Getreidesorten voneinander, und was sind eigentlich Pseudogetreide? In seinem Getreide-ABC liefert der Ratgeber des Norddeutschen Rundfunks einen fundierten Überblick und gibt Tipps zur Zubereitung.

Mehr Infos unter ndr.de ▸ Such nach »Weizen, Gerste, Hafer: Was unterscheidet die Getreidesorten?«

Gesundes Müsli

»Welches Müsli ist gesund und günstig?« Die Sendung »Öko-checker« des Südwestrundfunks geht dieser Frage auf den Grund. Darüber hinaus beleuchtet sie, welches Müsli gut für die Umwelt ist und wie es mit wenig Zucker selbst gemacht werden kann. Denn viele Fertig-Müsli-Mischungen enthalten eine große Menge an Süßungsmitteln.

Mehr Infos unter ardmediathek.de
▸ Suche nach »Welches Müsli ist gesund und günstig?«

apotheken-umschau.de

Brot selbst backen – das ist gar nicht so schwer. Die Apotheken Umschau erklärt, wie es gelingt, und liefert die passenden Rezepte mit. Wichtig ist dabei, sich viel Zeit zu lassen.

Mehr Infos unter apotheken-umschau.de
▸ Suche nach »Brot backen«

Obst

Obst ist in vielen verschiedenen Sorten und Farben erhältlich. Unterteilt wird es in Kernobst, Steinobst, Beerenobst, Schalenobst, exotische und Zitrusfrüchte. All diese Arten sind reich an gesunden Nährstoffen. So enthalten Äpfel zum Beispiel viele Ballaststoffe und Vitamin C, während Bananen unter anderem eine gute Quelle für Kalium und Vitamin B_6 sind. Beeren wie Erdbeeren oder Blaubeeren wiederum sind reich an Antioxidantien, die vor schädlichen freien Radikalen schützen (▶ Seite 32), und Zitrusfrüchte, wie Orangen oder Zitronen, bieten viel Vitamin C. Obwohl beinahe alle Obstarten das ganze Jahr über erhältlich sind, sollten Verbraucherinnen und Verbraucher auf saisonale und regionale Produkte setzen. Diese haben eine bessere Ökobilanz und enthalten meist mehr Nährstoffe, sind aufgrund der kürzeren Transportzeiten frischer und meist weniger schadstoffbelastet. Die Deutsche Gesellschaft für Ernährung empfiehlt täglich zwei Portionen von insgesamt 250 Gramm.

Gut zu wissen

Wie sollten Obst und Gemüse gelagert werden? Das Niedersächsische Landesamt für Verbraucherschutz und Lebensmittelsicherheit (LAVES) fasst an dieser Stelle kompakt in Tabellenform zusammen, welche Kühltemperaturen optimal sind. Der Artikel hat auch eine Vorlesefunktion.

Mehr Infos unter laves.niedersachsen.de ▸ Lebensmittel ▸ Marktüberwachung ▸ Obst und Gemüse ▸ Tipps zur Lagerung

bzfe.de

Die Natur liefert viele essbare Früchte, die zahlreiche gesunde Nährstoffe enthalten. Das Bundeszentrum für Ernährung gibt auf seinem Portal einen Überblick über die unterschiedlichen Obstarten, deren Qualitätsmerkmale und Verwendung. Interessierte gelangen von diesem Angebot aus mit einem Klick auf einen Saisonkalender, der zeigt, welches Obst gerade Saison hat.

Mehr Infos unter bzfe.de ▸ Lebensmittel ▸ Lebensmittelkunde ▸ Obst

verbraucherzentrale.de

Obwohl unter dem Stichwort »Ernährung für Senioren« gelistet, ist dieser Ratgeberartikel der Verbraucherzentrale für alle Altersgruppen relevant. Er informiert darüber, worauf beim Kauf von Obst und Gemüse geachtet werden sollte und welche Rolle dabei Saison, Herkunft und Handelsklassen spielen.

Mehr Infos unter verbraucherzentrale.de ▸ Wissen ▸ Lebensmittel ▸ Ernährung für Senioren ▸ Gemüse und Obst – rund um den Einkauf

GrünZeit

Wann sind eigentlich Spargel, Erdbeeren oder Äpfel in Deutschland reif? Die App »GrünZeit« der Verbraucherzentrale Schleswig-Holstein bietet einen Saisonkalender, der beim Einkauf von heimischem Obst und Gemüse unterstützt. Die App ist kostenlos für iOS und Android erhältlich.

aok.de

Das Gesundheitsmagazin der AOK liefert an dieser Stelle eine detailreiche, informative Sammlung mit rund 50 Beiträgen zum Thema Obst und Artikeln wie »So viele Kalorien stecken in Gemüse und Obst« oder »Wie gesund ist Rohkost?«.

Mehr Infos unter aok.de/pk/magazin ▸ Suche nach »Obst«

Eier

Mehr als 20 Milliarden Eier werden dem Bundeszentrum für Ernährung zufolge im Jahr in Deutschland verbraucht. Und das ist kein Wunder, denn das Lebensmittel ist vielseitig einsetzbar, zum Beispiel in Form von Omeletten oder in Backwaren. Die Annahme, dass Eier zwangsläufig den Cholesterinspiegel erhöhen, wurde mittlerweile widerlegt. Jedoch sollten sie aufgrund ihres hohen Fett- und Cholesteringehalts im Eigelb trotzdem nur in Maßen verzehrt werden. Die Deutsche Gesellschaft für Ernährung empfiehlt bis zu drei Eier pro Woche, um von ihrem gesundheitlichen Nutzen zu profitieren. Denn Eier enthalten neben Proteinen auch Vitamine und Mineralstoffe (▶ Seite 20). Ob Bio-, Freiland- oder Bodenhaltung: Beim Kauf von qualitativ hochwertigen Eiern der Güteklasse A zeigt der Erzeugercode auf dem Ei, aus welcher Haltung und welchem Land dieses stammt. Es ist wichtig, dass Eier richtig gelagert und gekocht werden, um das Risiko von Lebensmittelvergiftungen, zum Beispiel durch Salmonellen, zu reduzieren.

Gut zu wissen

Wie viele Eier in der Woche sind gesund? Diese Frage beantwortet das Gesundheitsmagazin der AOK – und liefert fundierte Hintergrundinformationen rund ums Thema Ei.

Mehr Infos unter aok.de/pk/magazin ▸ Suche nach »Wie gesund sind Eier?«

bzfe.de

Das Bundeszentrum für Ernährung stellt an dieser Stelle ausführlich den Weg des Grundnahrungsmittels Ei »vom Stall bis in die Küche« dar. Dabei geht es um Themen wie Erzeugung, Verarbeitung, Einkauf und Kennzeichnung sowie das Vorbeugen von Infektionen durch Krankheitserreger wie Salmonellen.

Mehr Infos unter bzfe.de ▸ Lebensmittel ▸ Vom Acker bis zum Teller ▸ Eier

Haltbarkeit von Eiern

Ist das Ei noch frisch? Im Video der Sendung »Markencheck« des Südwestrundfunks geht es um die Frage, wie Verbraucherinnen und Verbraucher genau das mithilfe des »Schwimmtests« überprüfen können. Eingebettet ist das mediale Angebot in einen informativen Hintergrundartikel.

Mehr Infos unter swrfernsehen.de ▸ Suche nach »Alle Fragen rund ums Ei«

apotheken-umschau.de

Erhöhen Eier den Cholesterinspiegel? Auf dem Portal der Apotheken Umschau klärt Ernährungswissenschaftler Dr. Matthias Riedl im Interview über diesen Mythos auf und erläutert, auf welche Weise der Genuss von Eiern gesund ist.

Mehr Infos unter apotheken-umschau.de ▸ Suche nach »Wie gesund sind Eier?«

Liebeserklärung an das Ei

In diesem Buch liefert die Köchin, Food-Stylistin und Sommelière Tove Nilsson nicht nur zahlreiche Ei-Rezepte vom cremigen Rührei bis zum Soufflé, deren Zubereitung sie mit Fotos Schritt für Schritt zeigt. Sie gibt den Leserinnen und Lesern auch die wichtigsten Grundlagen rund um das Ei und dessen Zubereitung an die Hand.

Tove Nilsson: Ei: Von Omelette bis Hollandaise. Techniken & Rezepte. München: Christian Verlag

Milchprodukte

Milch und Milchprodukte sind reich an Nährstoffen wie Calcium oder Vitamin D (▶ Seite 20). Diese sind besonders wichtig für den Aufbau und Erhalt der Knochen. Zudem enthält Milch – neben B-Vitaminen und Jod – Proteine, die dem Körper essenzielle Aminosäuren (▶ Seite 22) liefern, welche er nicht selbst herstellen kann. Sie unterstützen unter anderem den Muskelaufbau. Die Deutsche Gesellschaft für Ernährung empfiehlt 200 bis 250 Gramm Milch und Milchprodukte wie Joghurt oder Kefir am Tag sowie zwei Scheiben Käse (50 bis 60 Gramm).
Wer Kalorien sparen möchte, kann auch zu fettarmen Varianten greifen. Nicht alle Menschen vertragen jedoch Milch. Bei Laktoseintoleranz (▶ Seite 108) stehen stattdessen viele pflanzliche Alternativprodukte, zum Beispiel auf Soja- oder Mandelbasis, zur Verfügung, aber auch laktosefreie Produkte. Ein Wundermittel ist Milch jedoch nicht. So ranken sich um das tierische Erzeugnis viele Mythen, die inzwischen widerlegt wurden – zum Beispiel, dass Milch beim Abnehmen hilft.

Gut zu wissen
Rohmilch, Vollmilch oder fettarm: Welche Milchsorten eignen sich für Kinder? Dieser Frage geht die Apotheken Umschau nach und gibt Familien zudem wichtige Tipps rund um die richtige Lagerung und Zubereitung an die Hand.

Mehr Infos unter apotheken-umschau.de ▸ Suche nach »Welche Milchsorte für Kinder?«

bzfe.de

Wie die Milch vom Stall bis ins Glas kommt: Das Bundeszentrum für Ernährung, das 2017 auf Beschluss des Bundesministeriums für Ernährung und Landwirtschaft gegründet wurde, geht in diesem Themendossier auf alle wichtigen Fragen rund um die Milch ein – von der Erzeugung über den Einkauf und die Zubereitung sowie ihren Beitrag zu einer gesunden Ernährung bis hin zum Verbraucherschutz.

Mehr Infos unter bzfe.de ▸ Lebensmittel ▸ Vom Acker bis zum Teller ▸ Milch

verbraucherzentrale.de

Die Verbraucherzentrale klärt in diesem Beitrag ausführlich und mithilfe von Infografiken über die verschiedenen Milchsorten, ihren unterschiedlichen Fettgehalt, Haltbarmachung sowie Herkunft und Kennzeichnung auf. Dieses Hintergrundwissen hilft bei der Entscheidungsfindung im Supermarkt.

Mehr Infos unter verbraucherzentrale.de ▸ Suche nach »Rund um die Milch: Erzeugung, Verarbeitung und Angebote«

stiftung-gesundheitswissen.de

Stärkt Milch die Knochen? Macht sie müde? Ist sie gesund für Herz und Kreislauf? Die Stiftung Gesundheitswissen (SGW) klärt an dieser Stelle über gängige Ernährungsmythen rund um die Milch auf. Bei der SGW handelt es sich um eine gemeinnützige Stiftung bürgerlichen Rechts, die 2015 vom Verband der Privaten Krankenversicherung ins Leben gerufen wurde.

Mehr Infos unter stiftung-gesundheitswissen.de ▸ Gesundes Leben ▸ Ernährung & Lebensweise ▸ Ist Milch gesund?

aok.de

Ist Milch ein »knochenstärkender Muntermacher« oder eine »fettreiche Ökosünde?«, fragt auch das AOK-Gesundheitsmagazin an dieser Stelle etwas provokant – und geht weiteren Milch-Mythen auf den Grund, wie etwa: »Begünstigt Milch die Entstehung von Krebs?«

Mehr Infos unter aok.de/pk/magazin ▸ Suche nach »Mythen über Milch: Was ist dran?«

Fleisch

Der Deutschen Gesellschaft für Ernährung (DGE) zufolge kommen in Deutschland neben Wurstprodukten vor allem rotes Fleisch wie Schweine-, Rind- oder Kalbfleisch und bisweilen auch Lamm auf den Tisch. Auf dem Teller landet zudem weißes Fleisch wie Hähnchen oder Pute. Für eine ausgewogene Ernährung empfiehlt die DGE Fleisch und seine Erzeugnisse nur als Ergänzung auf einem vornehmlich pflanzlich basierten Speiseplan. Denn neben wertvollen Proteinen (▶ Seite 22), Eisen, B-Vitaminen und Zink enthält es auch ungesunde Stoffe wie gesättigte Fettsäuren (▶ Seite 26), Cholesterin und Purine. Letztere können zu einem erhöhten Harnsäuregehalt im Körper und damit zur Stoffwechselerkrankung Gicht führen (▶ Seite 122). Die DGE rät dazu, wöchentlich – je nach Kalorienbedarf – nicht mehr als 300 bis 600 Gramm fettarmes Fleisch oder Wurstwaren zu verzehren. Auch vor dem Hintergrund der Massentierhaltung und ihren Auswirkungen auf Tier und Umwelt sollte der Fleischkonsum so gering wie möglich gehalten werden.

Gut zu wissen

Hygienetipps zum Fleischverzehr: Das Bundesinstitut für Risikobewertung hat auf seinem Portal die wichtigsten Fragen und Antworten zum Schutz vor Lebensmittelinfektionen im Privathaushalt zusammengestellt – auch zum Thema Fleisch. Das Angebot gibt es auch als PDF.

Mehr Infos unter bfr.bund.de ▸ Suche nach »Fragen und Antworten zum Schutz vor Lebensmittelinfektionen im Privathaushalt«

verbraucherzentrale.de

Um Tierschutz und Tierwohl geht es in diesem ausführlichen Dossier der Verbraucherzentrale. Neben Fakten rund um die Tierhaltung und informativen Infografiken gibt das Portal auch Einkaufstipps, zum Beispiel zur Lebensmittelkennzeichnung (▶ Seite 84) und den sogenannten »Tierwohl-Labeln«.

Mehr Infos unter verbraucherzentrale.de ▸ Suche nach »Tierwohl«

bzfe.de

Rindfleisch, Schweinefleisch und Geflügel: Das Bundeszentrum für Ernährung (BZfE) informiert in dieser Trilogie umfassend über die drei in Deutschland gängigsten Fleischsorten, ihre Erzeugung, Zubereitung sowie ihren Mehrwert für die gesunde Ernährung und den Verbraucherschutz. Das BZfE gehört zur Bundesanstalt für Landwirtschaft und Ernährung.

Mehr Infos unter bzfe.de ▸ Lebensmittel ▸ Vom Acker bis zum Teller ▸ Rindfleisch bzw. Schweinefleisch UND bzfe.de ▸ Lebensmittel ▸ Lebensmittelkunde ▸ Geflügel

eufic.org

Wie schädlich ist der Verzehr von (rotem) Fleisch? Dieser Frage geht das Europäische Informationszentrum für Lebensmittel (EUFIC) nach, erklärt den Unterschied zwischen rotem, weißem und verarbeitetem Fleisch, beschreibt, wie schädlich besonders die rote Variante für Mensch und Umwelt ist, und gibt Tipps zur Reduktion des Fleischverzehrs. Als eine gemeinnützige, von der Europäischen Union kofinanzierte Organisation informiert die EUFIC wissenschaftlich fundiert über einen gesünderen Lebenswandel.

Mehr Infos unter eufic.org/de ▸ Suche nach »Wie schädlich ist der Verzehr von (rotem) Fleisch für Gesundheit und Umwelt?«

Der Fleischatlas

»Der Fleischatlas 2021« der Heinrich Böll Stiftung beschäftigt sich mit der industriellen Fleischindustrie sowie ihren Auswirkungen auf Mensch und Umwelt. In dem Podcast »Fleischkonsum & Klimakrise« kommt unter anderem der Agrarökonom Prof. Dr. Achim Spiller von der Georg-August-Universität Göttingen zu Wort. Der Podcast ist eingebettet in ein vielfältiges Webangebot rund um den Fleischatlas mit Faktenvideos und der aktuellen Ausgabe zum kostenlosen Download.

Mehr Infos unter boell.de ▸ Suche nach »Fleischatlas 2021«

Fisch

Fettreiche Seefische wie Hering, Lachs, Makrele, Thunfisch und Sardine sind natürliche Quellen für gesunde Omega-3-Fettsäuren (▶ Seite 26). Diese mehrfach ungesättigten Fettsäuren haben positive Effekte auf die Herzgesundheit. Sie können den Blutdruck senken, die Blutfettwerte verbessern und Entzündungen im Körper reduzieren. Darüber hinaus spielen Omega-3-Fettsäuren eine wichtige Rolle bei der Entwicklung und Funktion des Gehirns. Fisch ist zudem eine wertvolle Proteinquelle (▶ Seite 22) sowie reich an Vitaminen (▶ Seite 32) und Mineralstoffen (▶ Seite 30). Zum Beispiel enthält fettreicher Fisch wie Lachs und Thunfisch Vitamin D, das eine wichtige Rolle bei der Knochengesundheit spielt. Fisch ist auch eine gute Quelle für Jod und Selen sowie Vitamin B_{12} und andere B-Vitamine, die für den Energiestoffwechsel und die Funktion des Nervensystems wichtig sind.
Die Deutsche Gesellschaft für Ernährung empfiehlt, pro Woche eine Portion (80 bis 150 Gramm) Seefisch wie Kabeljau oder Rotbarsch zu essen sowie eine Portion (70 Gramm) fettreichen Fisch wie Lachs oder Hering.

Gut zu wissen

Von Aal bis Zander: In seinem Fisch-ABC stellt der Norddeutsche Rundfunk in einer Warenkunde die beliebtesten Speisefische vor – mit ergänzenden Videos rund um die Zubereitung, Rezepten sowie Infos zum nachhaltigen Genuss.

Mehr Infos unter ndr.de ▶ Suche nach »Delikatesse Fisch – eine Warenkunde«

bzfe.de

Vom Wasser bis auf den Tisch: Über das Lebensmittel Fisch berichtet das Bundeszentrum für Ernährung an dieser Stelle in mehreren ausführlichen Dossiers – von Fang und Zucht über die Verarbeitung und den Einkauf bis hin zur Zubereitung, gesunden Ernährung und dem Verbraucherschutz.

Mehr Infos unter ▸ bzfe.de ▸ Lebensmittel ▸ Vom Acker bis zum Teller ▸ Fisch

Fisch: genial einfach

Fisch selbst zubereiten – davor haben viele Menschen Respekt. In seinem Kochbuch zeigt der Food-Journalist Matthias F. Mangold anhand von mehr als 30 Rezepten, wie die frische Fischküche leicht gelingt – mit Tipps zur Fischauswahl, zum Filetieren und zum Kombinieren mit weiteren Zutaten.

Matthias F. Mangold: Fisch: genial einfach.
München: Gräfe und Unzer Verlag

apotheken-umschau.de

Überfischte Meere und verminderter Fischbestand: Vor diesem Hintergrund stellt sich die Apotheken Umschau in ihrem »Einkaufsratgeber für Fisch und Meeresfrüchte« die Frage, wie das Lebensmittel nachhaltig genossen werden kann, und gibt Tipps zu Siegeln sowie Empfehlungen für weiterführende Links.

Mehr Infos unter apotheken-umschau.de ▸ Suche nach »Einkaufsratgeber für Fisch und Meeresfrüchte«

WWF Fischratgeber

Ein Ampelsystem der App »WWF Fischratgeber« zeigt, welche Fischarten mit gutem Gewissen verzehrt werden können. Darüber hinaus liefert die Anwendung Informationen zur Bestandssituation und den Auswirkungen der Fischerei. Die App ist kostenlos erhältlich für Android und iOS.

Ernährungsformen

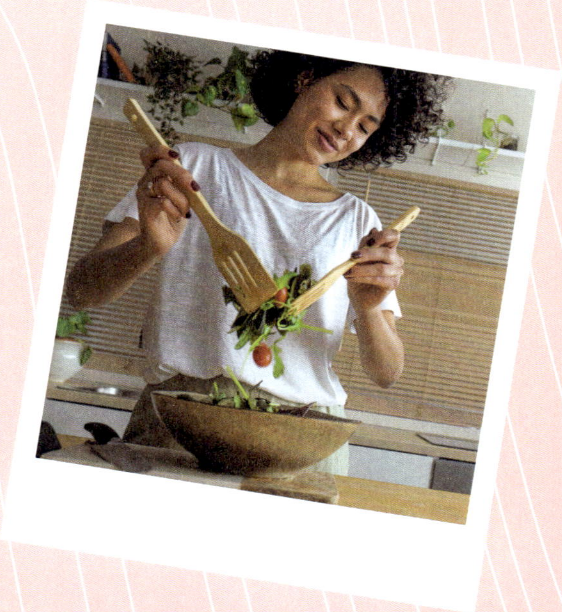

DEM ERNÄHRUNGSREPORT 2022 »Deutschland, wie es isst« des Bundesministeriums für Ernährung und Landwirtschaft zufolge leben mittlerweile sieben Prozent der Befragten vegetarisch (▸ Seite 58) und ein Prozent vegan (▸ Seite 62). Wer seine Ernährung auf fleischlose Kost umstellt, tut dies aus Überzeugung, weil er zum Beispiel keine Tiere und – bei veganer Ernährung – auch keine tierischen Produkte mehr essen oder klimafreundlicher leben möchte. Doch es hat auch gesundheitliche Vorteile, sich überwiegend pflanzenbasiert zu ernähren – wie mit der Planetary Health Diet (▸ Seite 76). Denn Fleisch (▸ Seite 52) enthält neben wichtigen Nährstoffen auch ungesunde Fettsäuren, Cholesterin und Purine, die Gicht (▸ Seite 122) auslösen können. Bei einer Ernährungsumstellung ist darauf zu achten, dass alle Nährstoffbedürfnisse weiterhin erfüllt sind. Möglich ist dies beispielsweise durch verschiedene Unterformen (▸ Seite 60) wie den Lakto-Ovo-Vegetarismus, bei dem auch Milchprodukte und Eier verzehrt werden.

Vegetarisch

Bei der vegetarischen Ernährung wird auf den Verzehr von Fleisch und Fisch verzichtet. Stattdessen basiert sie auf pflanzlichen Lebensmitteln wie Gemüse, Obst, Getreide, Nüssen und Hülsenfrüchten (▶ ab Seite 36). Die Umstellung auf pflanzliche Kost hat viele gesundheitliche Vorteile. So enthalten vegetarische Lebensmittel weniger gesättigte Fettsäuren und Cholesterin als tierische Produkte. Zudem sind sie reich an Ballaststoffen, Vitaminen, Mineralstoffen und Antioxidantien (▶ ab Seite 18). Eine vegetarische Ernährungsweise ist außerdem klimafreundlicher, da die Tierhaltung für einen erheblichen Teil der CO_2-Emissionen verantwortlich ist. Um eine ausgewogene vegetarische Ernährung sicherzustellen, ist es wichtig, weiterhin alle Nährstoffe zu sich zu nehmen und sich vorab eingehend zu informieren, zum Beispiel bei der Hausärztin oder beim Hausarzt. Es kann zudem ratsam sein, Vitamin B_{12} zu ergänzen, da dieses bei einer rein pflanzlichen Ernährung häufig nicht ausreichend aufgenommen werden kann.

Gut zu wissen

Wie funktioniert eine ausgewogene pflanzliche Ernährung? Das zeigt die vegetarische Ernährungspyramide des Bundeszentrums für Ernährung auf einen Blick.

Mehr Infos unter bzfe.de ▸ Ernährung ▸ Ernährungsberatung ▸ Die Ernährungspyramide in der Beratung ▸ Die vegetarische Pyramide

verbraucherzentrale.de

Ausführliche Informationen, Tipps und Rezepte rund um die vegetarische und auch vegane Ernährung liefert die Verbraucherzentrale in mehreren Dossiers zu verschiedenen Themen, wie »Vegetarisch, vegan oder flexitarisch – was steckt dahinter?« oder »Vegetarisch und vegan – einfach so? Was ist zu beachten?« Dabei werden auch tiefergehende Fragen beantwortet, wie etwa, was veganer Ei-Ersatz taugt.

Mehr Infos unter verbraucherzentrale.de ▸ Suche nach »Vegetarische und vegane Ernährung – Infos, Tipps und Rezepte«

apotheken-umschau.de

Auf Fleisch zu verzichten, fällt vielen schwer. Die Apotheken Umschau stellt an dieser Stelle gesunde vegetarische Rezepte zur Verfügung, um die pflanzliche Ernährung einfach einmal auszuprobieren oder sich inspirieren zu lassen. Wie wäre es zum Beispiel mit Avocado-Salat mit Radicchio oder Veggie-Burger mit Halloumi?

Mehr Infos unter apotheken-umschau.de ▸ Suche nach »Vegetarische Kochrezepte«

kindergesundheit-info.de

Ist die vegetarische Ernährungsweise auch für Kinder geeignet? Ja, sagt das Webportal kindergesundheit-info.de der Bundeszentrale für gesundheitliche Aufklärung – und klärt darüber auf, was dabei beachtet werden sollte, damit der Nachwuchs weiterhin vielseitig und ausgewogen isst.

Mehr Infos unter kindergesundheit-info.de ▸ Rund ums Kind ▸ Ernährung ▸ 1–6 Jahre ▸ Vegetarische Ernährung

Vegetarische und vegane Ernährung

In diesem Standardwerk liefern die beiden Autoren Claus Leitzmann und Markus Keller wissenschaftlich fundiertes Wissen rund um die vegetarische und vegane Ernährung – mit aktuellen Studienergebnissen und Angaben zur Nährstoffzufuhr.

Claus Leitzmann, Markus Keller: Vegetarische und vegane Ernährung. Stuttgart: utb. Verlag

Vegetarische Unterformen

Neben der klassischen vegetarischen Ernährungsweise gibt es verschiedene Unterformen, die sich in Bezug auf die aufgenommene Menge an tierischen Produkten unterscheiden. So verzichten Lakto-Vegetarier zwar auf Fleisch, Fisch und Eier, nehmen aber weiterhin Milch und Milchprodukte, wie Käse oder Joghurt, zu sich. Beim Ovo-Vegetarismus wiederum werden nach wie vor Eier gegessen. Eine Mischform stellt der Lakto-Ovo-Vegetarismus dar, eine weitverbreitete Unterform des Vegetarismus, bei dem weiterhin Milch, Milchprodukte und Eier Teil der Ernährung sind. Pescetarier hingegen verspeisen weiter Fisch und Meeresfrüchte. Wer sich für eine vegetarische Ernährungsweise entscheidet, hat also mehrere Wahlmöglichkeiten, um weiterhin ausreichend mit Nährstoffen versorgt zu sein. Eine weitere Alternative, um sich der vegetarischen Ernährungsweise anzunähern, ist der Flexitarismus. Hierbei verschwindet Fleisch nicht generell von der Speisekarte, der Fleischkonsum wird jedoch stark reduziert.

Gut zu wissen

Die SWR-Sendung »Markencheck« untersucht unabhängig Marken und Produkte. In der Folge »Die Tricks mit vegetarisch und vegan« geht es um vegetarische und vegane Ersatzprodukte, was in ihnen steckt, warum sie so viel kosten und welche neuen Entwicklungen es gibt.

Mehr Infos unter youtube.com/user/markencheck ▸ Suche nach »Die Tricks mit vegetarisch und vegan«

verbraucherzentrale.de

»Vegetarisch, vegan oder flexitarisch – was steckt dahinter?« Das fragt die Verbraucherzentrale in diesem Beitrag und gibt einen Überblick zu den verschiedenen Ernährungsweisen und ihren Besonderheiten. Vom Artikel aus lassen sich viele weitere informative Inhalte rund ums Thema Vegetarismus abrufen.

Mehr Infos unter verbraucherzentrale.de ▸ Suche nach »Vegetarische und vegane Ernährung – Infos, Tipps und Rezepte« ▸ Vegetarisch, vegan oder flexitarisch – was steckt dahinter?

aok.de/bw-gesundnah

Rund 7,9 Millionen Vegetarierinnen und Vegetarier leben in Deutschland, so das Institut für Demoskopie Allensbach im Jahr 2022. Die AOK Baden-Württemberg stellt in ihrem Magazin »Gesundnah« die drei Ernährungsformen Vegetarismus, Flexitarismus und Pescetarismus vor, geht auf Vorteile für Klima und Gesundheit ein und erläutert die vegetarische Lebensmittelpyramide, die von den Ernährungswissenschaftlern Prof. Dr. Claus Leitzmann und Dr. Markus Keller von der Universität Gießen entwickelt wurde.

Mehr Infos unter aok.de/bw-gesundnah ▸ Themen ▸ Ernährung und Rezepte ▸ #vegetarisch ▸ Vegetarier, Flexitarier und Pescetarier: Wer isst welche Lebensmittel?

Öfter vegetarisch

»80 Prozent Veggie + 20 Prozent Fleisch ergibt 100 Prozent lecker!« – so lautet das Motto des Flexitarier-Kochbuchs von Teilzeit-Vegetarier und Sternekoch Nelson Müller. Darin macht er Interessierten die vegetarische Küche mit Rezepten wie »Gemüsenudeln mit Erdnusscreme« oder »Laugenburger mit Tofu-Gemüse-Patties« schmackhaft und zeigt, wie abwechslungsreich die pflanzliche Küche sein kann.

Nelson Müller: Öfter vegetarisch: Echter Geschmack für Teilzeit-Vegetarier. London: Dorling Kindersley Verlag

Ideale Nährstoffversorgung

Die Ernährungsexpertin Dr. med. Anne Fleck liefert in diesem Buch vegane Grundrezepte und ergänzt diese mit optionalen, kleinen Zusatzportionen Fisch, Fleisch, Eiern und Milch. Dadurch gelingt der Einstieg in die hauptsächlich pflanzenbasierte Ernährungsweise. Gleichzeitig ist die Versorgung mit wichtigen Nährstoffen wie Proteinen, Eisen, Calcium oder Omega-3-Fettsäuren weiterhin mühelos gewährleistet.

Dr. med. Anne Fleck: Gesünder geht's kaum: Köstliche vegane Basisrezepte mit optionalen Miniportionen Fleisch und Fisch zur idealen Nährstoffversorgung. Hilden: Becker Joest Volk Verlag

Vegan

Rund 1,58 Millionen Menschen in Deutschland leben vegan. Das hat das Institut für Demoskopie Allensbach im Jahr 2022 errechnet. Wer vegan lebt, verzichtet neben Fleisch und Fisch bewusst auf alle weiteren tierischen Produkte wie Milch, Milchprodukte oder Eier. Auf den Teller kommen stattdessen pflanzliche Lebensmittel wie Gemüse (▶ Seite 40), Obst (▶ Seite 46), Hülsenfrüchte, Nüsse (▶ Seite 42) und Getreide (▶ Seite 44). Neben ethischen Gründen und dem Wunsch, das Klima zu schonen, bietet die vegane Ernährungsweise auch viele Vorteile für die Gesundheit, denn sie ist reich an Ballaststoffen, Vitaminen, Mineralstoffen und Antioxidantien. Trotzdem ist es bei Verzicht auf Fleisch und Fisch besonders wichtig, weiterhin eine ausreichende Zufuhr aller wichtigen Nährstoffe wie zum Beispiel Jod und Vitamin B_{12} zu gewährleisten. Wer sich noch klimabewusster ernähren will, achtet beim Einkauf auf Lebensmittel aus kontrolliert biologischem Anbau. Hier helfen auch Label und Gütesiegel (▶ Seite 82).

Ganz persönlich

»Ist meine Arznei vegan?«, fragt der Leser Peter K., der auf rein pflanzliche Ernährung umgestiegen ist, in der Apotheken Umschau. Das renommierte Gesundheitsmagazin klärt an dieser Stelle auf, worauf bei Medikamenten zu achten ist.

Mehr Infos unter apotheken-umschau.de
▸ Suche nach »Ist meine Arznei vegan?«

bzfe.de

In einem umfangreichen Dossier geht das Bundeszentrum für Ernährung (BZfE) der veganen Ernährungsweise auf den Grund. Vorgestellt werden dabei rein pflanzliche Alternativen zu Fleisch- und Wurstwaren, Milch, Milchprodukten und Eiern – sowie ihre Bewertung für die Gesundheit. Übrigens dürfen vegane Milchalternativen in der Regel nicht als »Milch« bezeichnet werden. Sie heißen stattdessen meist »Drinks«.

Mehr Infos unter bzfe.de ▸ Lebensmittel ▸ Trendlebensmittel ▸ Vegane Lebensmittel

apotheken-umschau.de

Die Apotheken Umschau fasst an dieser Stelle zusammen, wie ein ausgewogener Speiseplan für vegan lebende Menschen aussehen sollte. Für Heranwachsende und Schwangere wird diese Ernährungsweise weiterhin nicht empfohlen. Sie profitieren am meisten von einer Mischung aus pflanzlichen Produkten und einem angemessenen Anteil an tierischen Lebensmitteln.

Mehr Infos unter apotheken-umschau.de ▸ Suche nach »Das sollten Sie bei veganer Ernährung beachten«

medizin-transparent.at

Ist die vegane Ernährungsweise wirklich so gesund oder birgt sie auch Risiken? medizin transparent ist ein Projekt von Cochrane Österreich an der Universität für Weiterbildung Krems. In seinem Faktencheck stellt das Portal fundiert dar, dass eine vegane Ernährung nicht generell mit einem Nährstoffmangel einhergeht. Nicht belegt sind jedoch gesundheitliche Vor- oder Nachteile im Vergleich mit einer vegetarischen Ernährung.

Mehr Infos unter medizin-transparent.at ▸ Suche nach »Vegan: gesund oder riskant?«

vanilla bean

Auf Reisen ist es für Veganerinnen und Veganer meist nicht leicht, auf die Schnelle eine gute Adresse für vegane Speisen zu ermitteln. Bei der App »vanilla bean« handelt es sich um einen kostenlosen Restaurantfinder, der bei der Suche nach veganen Lokalen hilft. Ob regional, glutenfrei oder bio: Eine Restaurant-Ampel zeigt dabei auf, welche Kriterien die jeweilige Location erfüllt. Die App ist für iOS und Android erhältlich.

Ungesunde Ernährung

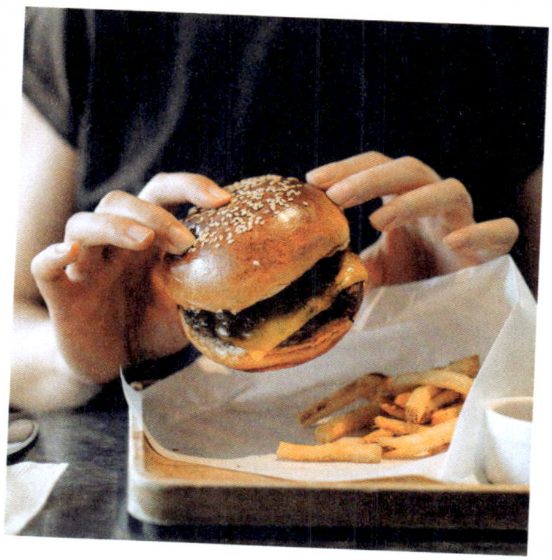

MORGENS EIN TOAST MIT MARMELADE, mittags Nudeln mit einer Fertigsauce, abends eine Tiefkühlpizza, dazu Limo oder Bier – aus Unkenntnis, Zeitmangel oder Bequemlichkeit greifen viele Menschen häufig zu ungesunden Lebensmitteln, oft auch zu hochverarbeiteten Fertigprodukten (▸ Seite 66). Schätzungen zufolge sind etwa ein Drittel aller vorzeitigen Todesfälle in Europa auf eine ungesunde Ernährung zurückzuführen.

Über 20 Millionen Diabetes-Neuerkrankungen werden jährlich weltweit diagnostiziert. Laut einer in der Zeitschrift Nature veröffentlichten Studie spielt bei mehr als der Hälfte davon die Ernährung eine zentrale Rolle.

Zu viel Zucker (▸ Seite 68), etwa in Softdrinks (▸ Seite 70), Fett, rotes Fleisch und Wurst, zu wenig Gemüse und Vollkornprodukte schlagen für die Gesundheit negativ zu Buche. Eine ungesunde Ernährung und der Konsum von Alkohol (▸ Seite 72) treiben das Gewicht in die Höhe, belasten die Leber, das Herz, die Blutgefäße und die Gelenke oder können auch zu Krebs führen.

Fertigprodukte

Weniger als die Hälfte der Menschen in Deutschland kocht täglich, jeder Zehnte gar nicht. Das geht aus dem Ernährungsreport 2022 hervor, der im Auftrag des Bundesministeriums für Ernährung und Landwirtschaft erstellt wurde. Da liegt es nahe, zu Fertigprodukten zu greifen. In den 1950er-Jahren kamen in Deutschland die ersten Fertiggerichte auf den Markt. Mittlerweile sind bis zu 90 Prozent unserer Speisen und Getränke industriell verarbeitet, im Handel stehen rund 170.000 industriell hergestellte Lebensmittel zur Auswahl. Die »NOVA food classification« teilt Lebensmittel in vier Stufen ein: von »unverarbeiteten« (etwa rohes Obst und Gemüse) bis zu »ultraverarbeiteten« (zum Beispiel Fertigpizza). Letztere haben mehrere Verarbeitungsschritte durchlaufen und enthalten zahlreiche Zusatzstoffe. Ultraverarbeitete Lebensmittel können das Risiko für Übergewicht, Diabetes und Krebs erhöhen, Entzündungen im Körper fördern und bei häufigem Verzehr die Lebenserwartung verkürzen.

Ganz persönlich

Der Filmemacher Morgan Spurlock aß Anfang der 2000er-Jahre 30 Tage lang nur Fast Food. Der Arzt, der das filmisch dokumentierte Experiment begleitete, drängte darauf, es aus gesundheitlichen Gründen vorzeitig abzubrechen. Der 2005 erschienene Kultfilm ist als Kauf-DVD erhältlich.

Morgan Spurlock: Super Size Me. Paramount (Universal Pictures)

verbraucherzentrale.de

Vom küchenfertig geputzten Salat bis zum kompletten Tiefkühlmenü reicht die Palette von Fertigprodukten, des sogenannten Convenience Food, die im Handel erhältlich sind. Auf seiner Webpräsenz erklärt der Verbraucherzentrale Bundesverband, was alles dazu zählt, welche Vor- und Nachteile die Produkte haben und worauf man bei Einkauf und Verwendung achten sollte.

Mehr Infos unter verbraucherzentrale.de ▸ Suche nach »Convenience food: Bequem, aber auch gesund?«

ndr.de

Viele hochverarbeitete Lebensmittel gelten als potenziell gesundheitsschädlich. Einer der Gründe dafür sind die vielfältigen Zusatzstoffe, die sie oft enthalten. Als Faustregel gilt: Umfasst die Zutatenliste mehr als 15 Inhaltsstoffe – Finger weg! Warum das so ist und worauf man sonst noch achten sollte, wird in diesem Ratgeber-Beitrag des Norddeutschen Rundfunks (NDR) erklärt. Einen interessanten Einstieg ins Thema bietet ein siebenminütiger Film.

Mehr Infos unter ndr.de ▸ Suche nach »Hochverarbeitete Lebensmittel: So ungesund sind Zusatzstoffe«

apotheken-umschau.de

Fertiggerichte sind bequem – im Handumdrehen steht ein warmes Essen auf dem Tisch. Doch es gibt große qualitative Unterschiede. Wie sich das Einkaufs-, Koch- und Essverhalten der Menschen im Laufe der Zeit verändert hat und warum Ernährungsfachleute vor hochverarbeiteten Lebensmitteln warnen, erklärt dieser informative Beitrag der Apotheken Umschau.

Mehr Infos unter apotheken-umschau.de ▸ Suche nach »Fertiggerichte: Reizvoll, aber ungesund«

Open Food Facts

Die App »Open Food Facts« (für iOS und Android) hilft, hochverarbeitete Lebensmittel (Ultra-processed Foods) zu erkennen. Sie basiert auf einer auch online verfügbaren Datenbank mit Angaben zu den Zutaten, dem Nährwert, dem Eco- und Nutri-Score sowie zum Verarbeitungsgrad (NOVA-Gruppe) von Lebensmitteln.

Zucker

Dass Zucker schlecht für die Zähne ist, weiß jedes Kind. Doch eine hohe Zuckerzufuhr erhöht auch das Risiko für Übergewicht (▶ ab Seite 88) und Herz-Kreislauf-Erkrankungen (▶ ab Seite 98). Die Weltgesundheitsorganisation rät Erwachsenen, täglich höchstens 50, besser nur 25 Gramm freien Zucker zu sich zu nehmen. Unter freiem Zucker versteht man hauptsächlich Zucker, der bei der Herstellung oder Zubereitung von Lebensmitteln hinzugefügt wird. Der tatsächliche Zuckerkonsum in Deutschland liegt der Nationalen Verzehrsstudie II zufolge über den von der WHO empfohlenen Werten. Häufig ist auf den ersten Blick gar nicht so leicht erkennbar, wie viel Zucker ein Lebensmittel enthält. Denn der Zuckeranteil wird in der Zutatenliste gern hinter vielen unterschiedlichen Bezeichnungen wie Glukose oder Maltodextrin versteckt. Es lohnt sich daher, genau hinzuschauen. Und da die Vorliebe für Süßes eine Gewohnheit ist, kann man sie sich seiner Gesundheit zuliebe auch schrittweise wieder abgewöhnen.

Ganz persönlich

Wie ist es, als Schokoladenfan eine Weile ganz auf Zucker zu verzichten? Das hat eine Redakteurin des werbefinanzierten Online-Portals Utopia ausprobiert. Ihr Fazit: Gut vorbereitet fällt der Entzug nicht schwer. Eigentümer von Utopia.de sind die Medienholding der SPD und die Umweltbank.

Mehr Infos unter utopia.de ▶ Suche nach »Schoko-Fan Zucker verzichten«

verbraucherzentrale.de

Die Verbraucherzentrale erklärt an dieser Stelle, was Zucker eigentlich ist, welche Eigenschaften er hat und wie er im Körper verarbeitet wird. Anschaulich wird auch erläutert, in welchen Lebensmitteln Zucker sich versteckt und wie viel zu viel ist.

Mehr Infos unter verbraucherzentrale.de ▸ Suche nach »Was ist eigentlich Zucker und wie viel darf es sein?«

aok.de

Wer plant, sich ganz oder weitgehend ohne zugesetzten Zucker zu ernähren, erfährt in diesem Beitrag der AOK, wie das gelingen kann. Praktische Tipps, etwa zum Umgang mit Heißhungerattacken, runden den Beitrag ab. In einem kurzen Video erklärt ein Arzt, wie der Körper anfangs auf die verringerte Zuckerzufuhr reagiert. In den Beitrag eingebettet sind Hinweise auf weiterführende Angebote für Versicherte der Krankenkasse.

Mehr Infos unter aok.de ▸ Suche nach »Zuckerfrei leben: 5 Schritte zur Ernährung ohne Zucker«

ndr.de

»Zuckerarm«, »ohne Zuckerzusatz« oder »weniger süß« – die Aufdrucke auf manchen Lebensmittelverpackungen lesen sich erst einmal vielversprechend. Was die Begriffe tatsächlich bedeuten und wie man über die Zutatenliste verstecktem Zucker auf die Spur kommt, erklärt dieser Beitrag aus der Verbraucherredaktion des Norddeutschen Rundfunks.

Mehr Info unter ndr.de ▸ Suche nach »Versteckter Zucker in vielen Lebensmitteln«

Der Zuckerdetektiv

»Der Zuckerdetektiv« heißt der Diabetes-Podcast aus dem Hause der Apotheken Umschau. In jeder Folge beleuchtet eine Gesundheitsjournalistin ein spannendes Thema. Folge 12 dreht sich um Tipps und Tricks, die helfen, versteckten Zucker im Essen zu entdecken.

Mehr Info unter apotheken-umschau.de ▸ Home ▸ Podcast ▸ Der Zuckerdetektiv

Softdrinks

Viele Softdrinks liefern durch ihren hohen Zuckeranteil zwar viel Energie, aber kaum Nährstoffe. Wer regelmäßig Softdrinks konsumiert, hat ein erhöhtes Risiko für Übergewicht (▶ ab Seite 86) und Diabetes (▶ Seite 116), Herz-Kreislauf-Erkrankungen (▶ Seite 102) und Karies. Bedenklich ist, dass in Deutschland bereits Kinder und Jugendliche pro Tag durchschnittlich bis zu einem halben Liter zuckergesüßte Softdrinks trinken. Light-Getränke, bei denen der Zucker durch einen kalorienarmen Süßstoff ersetzt wird, sind meist auch keine gesunde Alternative. Das Getränk selbst enthält zwar weniger Kalorien, doch der hohe Süßegeschmack bleibt. Wichtig ist, den Süßegeschmack insgesamt langsam zu reduzieren. Ein hoher Süßstoffkonsum kann zudem zu einer Unterzuckerung des Körpers führen, auf die der Organismus häufig mit einem Heißhunger auf Süßes reagiert. In einigen Ländern, die eine Steuer auf stark gezuckerte Softdrinks eingeführt haben, ist deren Konsum um die Hälfte gesunken.

Ganz persönlich

Gerade unter Jugendlichen sind Energydrinks sehr beliebt. Dass sie schwere Gesundheitsprobleme verursachen können, zeigt sehr eindrücklich ein Film, in dem Heranwachsende über ihre Erfahrungen mit der süßen, koffeinhaltigen Brause berichten.

Mehr Infos unter bzfe.de ▸ Lebensmittel ▸ Trendlebensmittel ▸ Energydrinks

bzfe.de

Das Bundeszentrum für Ernährung (BZfE) stellt in diesem Teil seiner informativen Lebensmittelkunde die unterschiedlichen Varianten von Erfrischungsgetränken und typische Inhaltsstoffe vor. Das BZfE wurde auf Beschluss des Bundesministeriums für Ernährung und Landwirtschaft gegründet.

Mehr Infos unter bzfe.de ▸ Lebensmittel ▸ Lebensmittelkunde ▸ Erfrischungsgetränke

verbraucherzentrale.de

Auch und gerade für Kinder sind Limos und Säfte unter anderem aufgrund des hohen Zuckergehalts als Durstlöscher ungeeignet. Was und wie viel Kinder pro Tag trinken sollten, fasst dieser Beitrag der Verbraucherzentrale zusammen.

Mehr Infos unter verbraucherzentrale.de ▸ Suche nach »Getränke für Kinder: welche geeignet sind«

rbb-online.de

Das Gesundheitsmagazin rbb Praxis des Rundfunks Berlin-Brandenburg präsentiert auch online interessantes Gesundheitswissen – an dieser Stelle zum Thema Softdrinks. Der Beitrag fasst unterschiedliche Studien, die sich mit den gesundheitlichen Auswirkungen von Softdrinks befassen, zusammen und kommt zu zum Teil alarmierenden Ergebnissen. So erhöht der häufige Konsum dieser Getränke das Sterberisiko – auch dann, wenn sie Süßstoff statt Zucker enthalten.

Mehr Infos unter rbb-online.de ▸ Suche nach »Ungesunde Softdrinks: Gefahr«

quarks.de

Light-Getränke enthalten weniger Zucker und sind deshalb gesünder? Falsch! Das Wissensmagazin »Quarks« des Westdeutschen Rundfunks (WDR) räumt mit diesem weitverbreiteten Irrtum auf. Warum Light-Getränke sich oft als Abnehmfalle entpuppen und in welchen Fällen sie eventuell tatsächlich eine sinnvolle Alternative sein können, wird hier kurz und schnörkellos erklärt.

Mehr Infos unter quarks.de ▸ Suche nach »Abnehmfalle«

Alkohol

Der Konsum von Alkohol ist gesellschaftlich akzeptiert und gehört für viele Menschen zum Alltag. Mehr als zwei Drittel der Erwachsenen in Deutschland trinken zumindest gelegentlich Alkohol. Der Alkoholkonsum in Deutschland ist seit Jahren rückläufig, doch im internationalen Vergleich immer noch hoch. Etwa jeder sechste erwachsene Mann und jede zehnte erwachsene Frau konsumiert Alkohol in auf lange Sicht gesundheitsschädlichen Mengen. Insgesamt weisen etwa neun Millionen Menschen in Deutschland einen problematischen Alkoholkonsum auf, und rund drei Millionen sind alkoholabhängig. Alkohol ist ein Zellgift und kann die Gesundheit dauerhaft schädigen. Laut Weltgesundheitsorganisation (WHO) besteht bei mindestens 200 verschiedenen Krankheiten und anderen gesundheitlichen Beeinträchtigungen ein Zusammenhang mit dem Konsum von Alkohol. Vor allem Leber, Gehirn, Herz und Kreislauf (▶ ab Seite 98) sind gefährdet. In Deutschland sterben jährlich über 62.000 Menschen an den Folgen ihres Alkoholkonsums.

Gut zu wissen

Alkoholkonsum begünstigt die Entstehung verschiedener Krebsarten. Eine Studie kommt zu dem Ergebnis, dass sich im Jahr 2020 deutschlandweit etwa 22.000 neu aufgetretene Krebserkrankungen auf den Konsum von Alkohol zurückführen ließen.

Mehr Infos unter krebsinformationsdienst.de ▸ Vorbeugung ▸ Risikofaktoren ▸ Alkohol ▸ Krebserkrankungen durch Alkohol

selbsthilfealkohol.de

Weniger oder gar keinen Alkohol mehr trinken? Wer sich das vorgenommen hat, ist beim Portal »Online Selbsthilfe Alkohol« richtig. Die AOK Nordost und die salus Kliniken bieten hier gemeinsam ein anonymes, kostenloses, wissenschaftlich fundiertes Sechs-Wochen-Programm zur Verringerung des Alkoholkonsums an. Ein Selbsttest hilft, den eigenen Konsum einzuschätzen. Wer will, kann anschließend sofort starten.

Mehr Infos unter selbsthilfealkohol.de

kenn-dein-limit.info

Dieses Portal der Bundeszentrale für gesundheitliche Aufklärung informiert umfassend über die Wirkung, die gesundheitlichen Folgen sowie zahlreiche rechtliche und soziale Aspekte rund um den Konsum von Alkohol. Die Seite enthält auch diverse nützliche Features, etwa einen Promille-Rechner und einen Selbsttest zur Einschätzung des eigenen Trinkverhaltens. Tipps zum Alkoholverzicht, Informationen für Eltern und weiterführende Links runden das Angebot ab.

Mehr Infos unter kenn-dein-limit.info

dhs.de

Die Deutsche Hauptstelle für Suchtfragen stellt auf ihrer Webseite fundierte Informationen und hilfreiche Links zum Thema Alkohol bereit. Im Abschnitt »Risiken« verdeutlicht eine anschauliche Grafik den Alkoholgehalt verschiedener Getränke und gibt an, ab welcher täglichen Verzehrmenge das Erkrankungsrisiko erhöht ist. Unter dhs.de ▸ Infomaterial kann man diverse Broschüren zum Thema bestellen oder herunterladen.

Mehr Infos unter dhs.de ▸ Süchte ▸ Alkohol

stiftung-gesundheitswissen.de

Welche Arten von Alkohol gibt es? Wie wirkt er im Körper? Gibt es einen risikolosen Alkoholkonsum? Wo beginnt die Abhängigkeit? Und was können Angehörige tun? Diese und viele weitere Fragen beantwortet die Stiftung Gesundheitswissen an dieser Stelle. Ein ansprechend gestaltetes Video fasst die körperlichen, psychischen und sozialen Folgen eines hohen Alkoholkonsums gut verständlich zusammen.

Mehr Infos unter stiftung-gesundheitswissen.de ▸ Krankheiten A–Z ▸ R ▸ Risikofaktor Alkohol

Ernährung und Klima

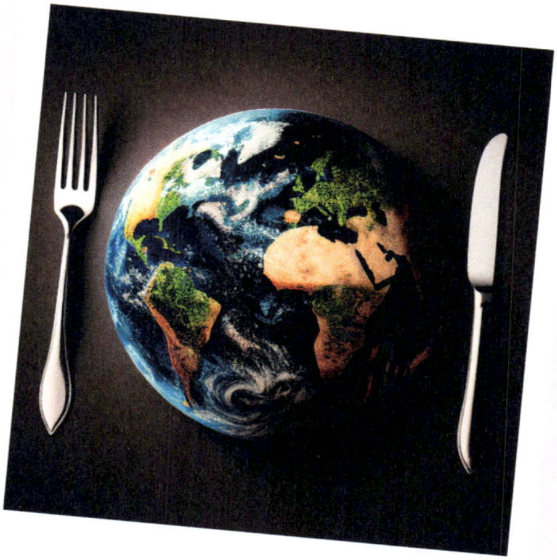

UNSERE ERNÄHRUNGSWEISE HAT WELTWEITE Auswirkungen auf Klima und Umwelt. So trägt die Produktion tierischer Lebensmittel, besonders von Rindfleisch und Milchprodukten, maßgeblich zum globalen CO_2-Ausstoß bei. Außerdem führt die industrielle Landwirtschaft zu einem hohen Flächen- und Wasserverbrauch. Umso wichtiger ist eine nachhaltige Ernährung. Doch diese bedeutet nicht automatisch Verzicht. Von Fachleuten entwickelt wurde die sogenannte »Planetary Health Diet« (▸ Seite 76). Dabei stehen sowohl die menschliche als auch die planetare Gesundheit im Fokus. Sie beinhaltet viele pflanzliche Lebensmittel wie Obst, Gemüse, Vollkornprodukte, Hülsenfrüchte und Nüsse (▸ ab Seite 36). Gleichzeitig umfasst sie aber nach wie vor den Konsum von tierischen Produkten, jedoch in geringerem Umfang. Eine klimafreundliche Essweise legt außerdem Wert auf eine nachhaltige Lebensmittelproduktion, etwa durch ökologische Landwirtschaft (▸ Seite 78), und die Vermeidung von Lebensmittelverschwendung (▸ Seite 80).

Planetary Health Diet

Der Deutschen Allianz Klimawandel und Gesundheit (KLUG) zufolge, einem Netzwerk von Einzelpersonen, Organisationen und Verbänden aus dem Gesundheitsbereich, ist die Ernährungssicherheit bereits heute in vielen Teilen der Welt bedroht, etwa durch hitzebedingte Ernteausfälle. Doch neben der menschlichen ist auch die planetare Gesundheit in Gefahr. So ist das derzeitige Ernährungssystem laut KLUG ursächlich für rund 30 Prozent aller menschengemachten Treibhausgasemissionen. Einen Ausweg bietet die von der EAT-Lancet-Kommission entwickelte »Planetary Health Diet«. Sie setzt sich vor allem aus pflanzlichen Lebensmitteln wie Gemüse, Obst, Hülsenfrüchten und Nüssen zusammen, während Milchprodukte nur in Maßen und (besonders rotes) Fleisch nur sehr selten auf dem Teller landen. Der EAT-Lancet-Kommission gehören 37 Wissenschaftlerinnen und Wissenschaftler aus 16 Ländern und verschiedenen Disziplinen an, unter anderem aus Gesundheit, Ernährung, Nachhaltigkeit, Wirtschaft, Politik und Landwirtschaft.

Gut zu wissen

Obwohl viele Eltern die Zukunft ihrer Kinder durch die Klimakrise gefährdet sehen, ist eine nachhaltige Ernährung nur für ein Drittel von ihnen von hoher Bedeutung. Dieses Wissensdefizit hat die AOK-Familienstudie 2022 festgestellt.

Mehr Infos unter aok-bv.de ▸ Suche nach »AOK-Familienstudie 2022«

Planetare Grenzen

Im Podcast »Planetare Grenzen« des Bundeszentrums für Ernährung erklärt Dieter Gerten vom Potsdam Institut für Klimafolgenforschung das Modell der Planetaren Belastungsgrenzen, zum Beispiel bei der Landnutzung oder dem Wasserverbrauch. Werden diese weiter überschritten, ist die Lebensgrundlage der Menschen gefährdet. Doch es gibt auch ressourcenschonende Lösungsansätze. Einige von ihnen stellt das Dossier »Pionier*innen des Wandels« vor, in das der Podcast eingebettet ist.

Mehr Infos unter bzfe.de ▸ Nachhaltiger Konsum ▸ Nachhaltigkeitsstorys ▸ Podcast

dge.de

Die Empfehlungen der Deutschen Gesellschaft für Ernährung (DGE) entsprechen in vielerlei Hinsicht denen der Planetary Health Diet. Jedoch sieht die Ernährungswirklichkeit hierzulande derzeit noch anders aus. Das hat die DGE festgestellt, indem sie die vorgeschlagenen Lebensmittelmengen der Planetary Health Diet ihren eigenen Ernährungsempfehlungen gegenübergestellt und mit Verzehrdaten aus Deutschland verglichen hat. Die Ergebnisse stehen als PDF zum Download bereit.

Mehr Infos unter dge.de ▸ Wissenschaft ▸ Stellungnahmen und Positionspapiere ▸ Einordnung der Planetary Health Diet

klimawandel-gesundheit.de

Auf ihrer Webseite informiert die Deutsche Allianz Klimawandel und Gesundheit ausführlich über die Planetary Health Diet und ihre Vorteile für die Menschheit sowie den Planeten. Ein Factsheet sowie ein Flyer für die Hosentasche zum Download bündeln die wichtigsten Informationen, um die Ernährungsumstellung zu erleichtern.

Mehr Infos unter klimawandel-gesundheit.de ▸ Planetary Health ▸ Ernährung

bzfe.de

Auf seiner Webpräsenz stellt das Bundeszentrum für Ernährung ausführlich die Planetary Health Diet vor, schlüsselt den dazugehörigen Speiseplan tabellarisch auf, geht auf Probleme bei der Umsetzung ein und erklärt, welche weiteren Änderungen im Ernährungssystem nötig sind, um die planetaren Grenzen zu wahren.

Mehr Infos unter bzfe.de ▸ Nachhaltiger Konsum ▸ Lagern, Kochen, Essen, Teilen ▸ Planetary Health Diet

Ökologische Landwirtschaft

Die ökologische Landwirtschaft basiert auf Prinzipien des Umweltschutzes und der Nachhaltigkeit. Sie setzt auf natürliche Anbaumethoden, die den Einsatz von chemischen Pestiziden und Düngemitteln vermeiden und auf Gentechnik verzichten. Gleichzeitig wird durch Maßnahmen wie organische Düngung die Bodenfruchtbarkeit erhalten. Um die Umwelt zu schonen, liegt ein weiterer Schwerpunkt auf der effizienten Wassernutzung und regenerativen Energiequellen wie Solar- und Windenergie. Der ökologische Landbau legt Wert auf eine artgerechte Tierhaltung nach strengen Richtlinien. Darüber hinaus fördert er die biologische Vielfalt durch die Schaffung von Lebensräumen für nützliche Insekten. Der Einsatz lohnt sich, denn die Nachfrage nach ökologisch erzeugten Produkten steigt. 2021 gaben die Deutschen laut dem »Branchen Report 2022« des Bundes Ökologische Lebensmittelwirtschaft 15,87 Milliarden Euro für Bio-Lebensmittel aus. Siegel wie Bioland, Demeter oder Naturland (▸ Seite 82) weisen diese gezielt aus.

Gut zu wissen

Supermärkte sind voll von Produkten aus aller Welt. Das Bundeszentrum für Ernährung gibt Tipps, wie es Verbraucherinnen und Verbrauchern trotzdem gelingt, regional einzukaufen.

Mehr Infos unter bzfe.de ▸ Nachhaltiger Konsum ▸ Orientierung beim Einkauf ▸ Regional einkaufen

bmel.de

Dem Bundesministerium für Ernährung und Landwirtschaft (BMEL) zufolge ist Deutschland europaweit der größte Markt für Bio-Lebensmittel. Dem trägt das BMEL mit einem umfangreichen Dossier Rechnung, das die ressourcenschonende Anbauweise auf vielfältige Weise beleuchtet. Lesenswert sind auch die FAQ zum Öko-Landbau mit zentralen Fragen und Antworten rund ums Thema.

Mehr Infos unter bmel.de ▸ Themen ▸ Landwirtschaft ▸ Ökologischer Landbau

umweltbundesamt.de

Wie entwickelt sich die ökologische Landwirtschaft, welche Bedeutung hat sie in den verschiedenen Bundesländern, und welche Verbände gibt es? Ausführliche Daten, Fakten und weiterführende Links rund um den Ökolandbau liefert das Umweltbundesamt.

Mehr Infos unter umweltbundesamt.de ▸ Daten ▸ Umweltzustand und Trends ▸ Land- und Forstwirtschaft ▸ Ökologischer Landbau

quarks.de

»Ist bio immer besser?«, fragt das Wissenschaftsformat »Quarks« des Westdeutschen Rundfunks und liefert in diesem Beitrag eine Analyse der Unterschiede zwischen ökologischem und konventionellem Landbau, deren Wirkung auf Umwelt, Klima und Gesundheit sowie den Einfluss auf das Tierwohl – mit Tipps rund um den Lebensmitteleinkauf.

Mehr Infos unter quarks.de ▸ Suche nach »Ist bio immer besser?«

Siegel-Check

Der »Siegel-Check« des Naturschutzbundes (Nabu) zeigt mithilfe von Fotoerkennung auf, ob Lebensmittel unter ökologischen Gesichtspunkten zu empfehlen sind. Verbraucherinnen und Verbraucher können einfach die Logos, Siegel und Label von der Verpackung abfotografieren. Im Anschluss informiert die Anwendung sie über die Art der Kennzeichnung und ob dieses Lebensmittel Umwelt, Klima und Natur schont. Die App ist kostenlos erhältlich für iOS und Android.

Mehr Infos unter nabu.de ▸ Umwelt & Ressourcen ▸ Ökologisch leben ▸ Essen & trinken ▸ Bio, fair und regional ▸ Lebensmittel-Labels ▸ NABU-Siegel-Check

Lebensmittelverschwendung

Lebensmittelverschwendung ist ein globales Problem, das erhebliche Auswirkungen auf Umwelt, Wirtschaft und Gesellschaft hat. Dem Umweltbundesamt zufolge werden weltweit ein Drittel aller Lebensmittel verschwendet. In Deutschland betrug nach einer Erhebung des Statistischen Bundesamtes im Jahr 2020 die Gesamtmenge an Lebensmittelabfällen rund 11 Millionen Tonnen, wovon allein 59 Prozent in privaten Haushalten anfielen. Dazu gehören allerdings auch unvermeidbare Abfälle wie Nuss- und Obstschalen, Kaffeesatz oder Knochen. Ein großer Teil der Lebensmittelverschwendung ist jedoch vermeidbar, so das Bundesministerium für Ernährung und Landwirtschaft, etwa durch einen nachhaltigen Einkauf oder die Verwertung von Essensresten. Durch bewussten Lebensmittelkonsum können Umweltressourcen und Klima geschont werden. Außerdem würden die verschwendeten Lebensmittel ausreichen, um den Hunger auf der Welt zu besiegen, unter dem immer noch mehr als 800 Millionen Menschen leiden, so die Welthungerhilfe.

Gut zu wissen
Welche Folgen hat die Lebensmittelverschwendung für die Umwelt, den Ressourcenverbrauch und die Welternährung? Darauf geht die Verbraucherzentrale in einem informativen Dossier ein, das unter anderem einen Podcast zum Thema »Containern« enthält.

Mehr Infos unter verbraucherzentrale.de ▸ Suche nach »Lebensmittelverschwendung: Folgen für Umwelt, Ressourcen, Welternährung«

bmel.de

Das Bundesministerium für Ernährung und Landwirtschaft setzt sich ausführlich mit dem Thema Lebensmittelverschwendung auseinander, liefert aktuelle Zahlen und Fakten sowie Informationen dazu, welche Strategien helfen, um unnötige Abfälle zu vermeiden.

Mehr Infos unter bmel.de
▸ Themen ▸ Ernährung
▸ Lebensmittelverschwendung

Zu gut für die Tonne

Ob altes Brot oder braune Bananen: Die App »Zu gut für die Tonne« des Bundesministeriums für Ernährung und Landwirtschaft gibt den Nutzenden praktische Rezepte für Lebensmittelreste an die Hand, um diese ohne viel Aufwand zu retten – mit Tipps zur Haltbarkeit. Sie ist kostenlos erhältlich für iOS und Android.

Mehr Infos unter zugutfuerdietonne.de
▸ Zu gut für die Tonne-App

100 Prozent Geschmack – 0 Prozent Lebensmittelverschwendung

Dieser Ratgeber gibt ausführliche Tipps, wie sich Lebensmittelverschwendung durch eine bewusste Essensplanung, einen durchdachten Einkauf und die richtige Lagerung von vornherein vermeiden lässt. Darüber hinaus liefert er über 100 vielseitige Rezepte für alte Backwaren, überreifes Obst und Gemüse sowie verschiedene Essensreste, zum Beispiel übrig gebliebene Nudeln. Dadurch werden die Umwelt und der Geldbeutel gleichermaßen geschont.

Veronika Pichl: Die Clever-Küche: 100 % Geschmack – 0 % Lebensmittelverschwendung. Smarte Tipps und über 100 nachhaltige Rezepte. München: Riva Verlag

apotheken-umschau.de

Wieso werden eigentlich so viele Lebensmittel weggeworfen? Dieser Frage geht das Gesundheitsmagazin Apotheken Umschau anhand einer Studie des Lehrstuhls für Volkswirtschaftslehre/Mikroökonomik an der Katholischen Universität Eichstätt-Ingolstadt nach – und liefert Tipps, wie weniger Lebensmittel in der Tonne landen.

Mehr Infos unter apotheken-umschau.de
▸ Suche nach »Warum wird so viel Essen weggeworfen?«

Kennzeichnungs-systeme

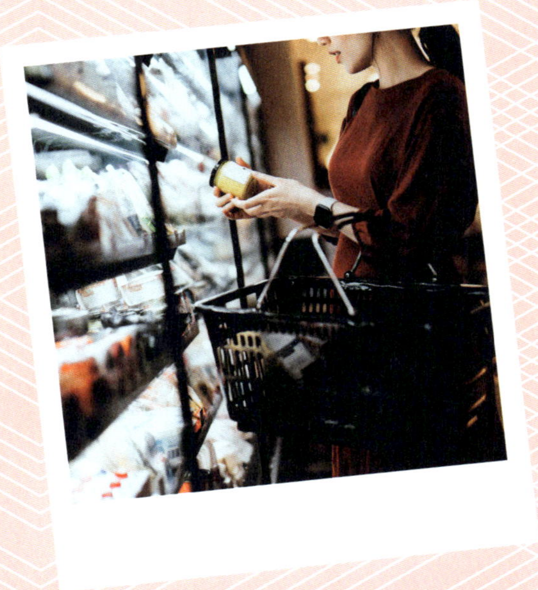

DER GESETZGEBER HAT KLAR GEREGELT, welche Produktinformationen auf den Verpackungen von Lebensmitteln genannt werden müssen. Die Kennzeichnungspflicht hilft Verbraucherinnen und Verbrauchern, zu vergleichen und gut informiert einzukaufen. Gleichzeitig können die Angaben auch der Gesundheit dienen, etwa bei Menschen mit Nahrungsmittelallergien (▸ Seite 112) oder Zöliakie (▸ Seite 106), die aus gesundheitlichen Gründen bestimmte Zutaten meiden müssen. Vor allem auf Angaben zu den enthaltenen Zutaten, zur Haltbarkeit und zur Herkunft der Lebensmittel legen die Menschen in Deutschland großen Wert, ergab der im Auftrag des Bundesministeriums für Ernährung und Landwirtschaft erstellte Ernährungsreport 2022. Mithilfe von Bio-Siegeln (▸ Seite 78) zeigen Erzeuger auf freiwilliger Basis an, wie ökologisch ein Lebensmittel produziert wurde. Im Sommer 2023 hat der Bundestag ein erstes staatliches Logo für Schweinefleisch auf den Weg gebracht, das Auskunft über die Haltung der Tiere geben soll.

Lebensmittelkennzeichnung

Die Hersteller von Lebensmitteln sind verpflichtet, auf dem Etikett gut lesbar die genaue Bezeichnung des Produkts anzugeben. Einige weitere Angaben sind für alle Lebensmittel, andere nur für bestimmte Waren vorgeschrieben. Verpackte Lebensmittel müssen Angaben zu Zutaten, Zusatzstoffen und Nährwerten aufweisen. Neben dem Mindesthaltbarkeitsdatum sind auch Informationen zu den Zutaten und eventuellen allergieauslösenden Stoffen, zur Füllmenge und zum herstellenden Unternehmen vorgeschrieben. Auch für unverpackte Lebensmittel sind bestimmte Angaben verpflichtend. Die Kennzeichnungspflicht soll dabei helfen, informierte Kaufentscheidungen zu treffen und etwa Produkte mit einem hohen Fett-, Salz- oder Zuckergehalt zu meiden. Inzwischen hat sich auch der sogenannte Nutri-Score durchgesetzt. Er bewertet die Vor- und Nachteile eines Produktes, sodass Verbraucherinnen und Verbraucher den Nährwert mittels einer Farbskala auf einen Blick einschätzen können.

Ganz persönlich

Mit kurzen Erklärtexten und humorvollen Zeichnungen des Karikaturisten Nik Ebert weist eine Broschüre des Bundeszentrums für Ernährung den Weg durch die Welt der Lebensmittelkennzeichnung.

Bundeszentrum für Ernährung: Lebensmittelkennzeichnung – kurz und knapp. Kostenloser Download unter ble-medienservice.de ▸ Ernährung ▸ Lebensmittelkennzeichnung

lebensmittelklarheit.de

Für mehr Durchblick im Dschungel der Lebensmittelkennzeichnung: Welche Informationen müssen auf der Verpackung stehen? Was verbirgt sich hinter den Angaben zu Zutaten und Zusatzstoffen? Und bei welchen Gesundheitsversprechen lohnt es sich, ganz genau hinzuschauen? All das und noch mehr erklären Fachleute im Auftrag der Verbraucherzentrale verständlich und kompakt.

Mehr Infos unter lebensmittelklarheit.de ▸ Menü ▸ Wissen ▸ Das gehört aufs Etikett

verbraucherzentrale.de

Wer Lebensmittel in den Handel bringt, muss klare Regeln hinsichtlich der Kennzeichnung einhalten. Welche Informationen auf welchen Lebensmitteln angegeben werden müssen, was die Zutatenliste verrät und welche besonderen Vorschriften zum Beispiel für tiefgefrorene Lebensmittel gelten, wird in diesem Beitrag der Verbraucherzentrale detailliert und gut verständlich erklärt.

Mehr Infos unter verbraucherzentrale.de ▸ Suche nach »Lebensmittel-Kennzeichnung: Was muss draufstehen?«

nutriscore.de

Der Nutri-Score ist ein einfaches Kennzeichnungssystem, mit dem man beim Einkauf den Nährwert von Lebensmitteln innerhalb einer Produktkategorie schnell und einfach vergleichen kann. Wie der Nutri-Score berechnet wird, was genau er aussagt und wie er zu einer gesünderen Ernährung beitragen kann, wird auf dieser Seite gut verständlich erklärt – unter anderem mit einem kurzen Video.

Mehr Infos unter nutriscore.de ▸ Themen ▸ Ernährung ▸ Lebensmittel-Kennzeichnung ▸ Freiwillige Angaben + Label ▸ Nutri-Score

Open Food Facts

Die App »Open Food Facts« eröffnet den Zugang zu einer Datenbank für Lebensmittelinfos, die vom Mitmachen lebt: Alle Nutzer können selbst weitere Daten einspeisen. Die App ist Bestandteil des gemeinnützigen Projekts gleichen Namens (online unter https://de.openfoodfacts.org) und liefert unter anderem Informationen über den Nutri-Score, den CO_2-Fußabdruck oder den Allergen-Gehalt bestimmter Lebensmittel. Die kostenlose App ist für Android und iOS verfügbar.

Ernährung und Krankheit

EINE GESUNDE, AUSGEWOGENE Ernährung versorgt den Körper mit allen notwendigen Nährstoffen und beugt Erkrankungen vor. Ein ungesunder Lebensstil geht hingegen mit einem erhöhten Risiko für zahlreiche Krankheiten einher. Der Weltgesundheitsorganisation (WHO) zufolge sind nicht übertragbare Erkrankungen heute die Haupttodesursache weltweit. Mehr als 80 Prozent dieser Todesfälle traten aufgrund von Herz-Kreislauf-Erkrankungen, Krebs, Diabetes und Atemwegserkrankungen ein. Zu den wichtigsten Risikofaktoren für nicht übertragbare Erkrankungen zählen neben Rauchen und mangelnder körperlicher Bewegung eine ungesunde Ernährung und ein gesundheitsschädlicher Alkoholkonsum – die WHO spricht in diesem Zusammenhang vom »tödlichen Quartett«. Viele ernährungsbedingte Erkrankungen sind vermeidbar. Für sie wie auch für ernährungsassoziierte Erkrankungen gilt: Auch wenn sie bereits eingetreten sind, lässt sich ihr Verlauf durch eine Ernährungsumstellung häufig positiv beeinflussen.

Untergewicht, Übergewicht und Adipositas

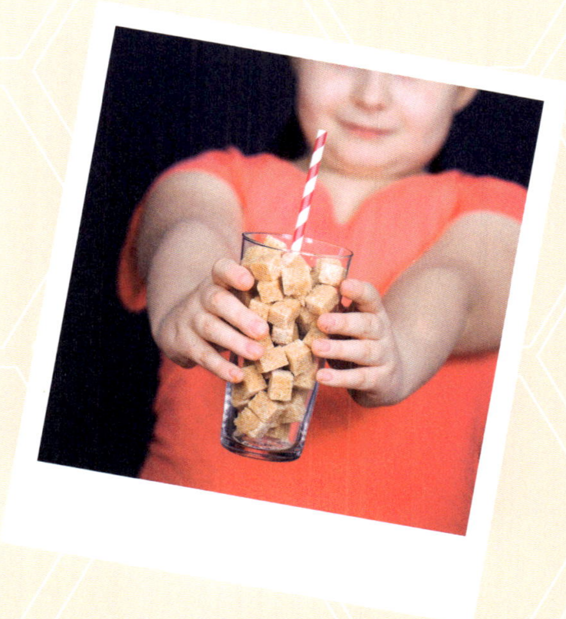

SOWOHL UNTERGEWICHT ALS AUCH Übergewicht gehen mit gesundheitlichen Risiken einher. Der Weltgesundheitsorganisation (WHO) zufolge ist jeder mit einem Body-Mass-Index (BMI) zwischen 18,5 und 24,9 normalgewichtig. Ein erwachsener Mann, der 1,80 Meter groß ist, dürfte also zwischen 59 und 80 Kilogramm wiegen. Bei einem BMI-Wert zwischen 25 und 29,9 gilt man als übergewichtig, und ab einem BMI von 30 gilt man als adipös, was auf jeden vierten Erwachsenen in Deutschland zutrifft. Damit steigt das Risiko für gesundheitliche Beeinträchtigungen. Da die Adipositas sowohl bei Kindern und Jugendlichen (▸ Seite 90) als auch bei Erwachsenen (▸ Seite 92) seit Jahren zunimmt, spricht die WHO bereits von einer Epidemie. Um überschüssige Pfunde loszuwerden, ist eine Ernährungsumstellung meist sinnvoller als eine Diät (▸ Seite 94). Wenn aber die Gedanken nur noch ums Essen oder Kaloriensparen kreisen, ist das ein Alarmsignal: Immer mehr Menschen leiden an einer gesundheitsgefährdenden Essstörung (▸ Seite 96).

Übergewicht und Adipositas bei Kindern

Rund 1,7 Millionen Kinder und Jugendliche in Deutschland sind übergewichtig, etwa 700.000 von ihnen sogar adipös, also krankhaft fettleibig. Die Zahl der Kinder und Jugendlichen, die deutlich zu viel auf die Waage bringen, ist während der Corona-Pandemie noch einmal stärker gewachsen. Die »World Obesity Federation« prognostiziert in ihrem 2023 veröffentlichten »Welt-Fettleibigkeits-Atlas«, dass das krankhafte Übergewicht bei Jungen unter 18 Jahren bis 2035 weltweit um 100 Prozent und bei Mädchen sogar um 125 Prozent zunehmen könnte.

Unter den überschüssigen Pfunden leidet oft die Lebensqualität: Hänseleien bis hin zum Mobbing können zu Stress, Ängsten und Depressionen führen. Übergewicht beeinträchtigt neben der psychischen auch die physische Gesundheit der jungen Menschen. Stark übergewichtige Kinder haben ein höheres Risiko, über kurz oder lang einen Typ-2-Diabetes (▸ Seite 116), eine Fettleber (▸ Seite 128), Gelenkbeschwerden oder Herzprobleme (▸ ab Seite 98) zu entwickeln.

Gut zu wissen

Wie viel ist zu viel? Der Körpermasse-Index oder Body-Mass-Index (BMI) hilft bei der Einordnung des Körpergewichts. Die Deutsche Adipositas Gesellschaft stellt einen BMI-Rechner bereit, der eigens auf die kindliche Statur abgestimmt ist.

Mehr Infos unter adipositas-gesellschaft.de ▸ Suche nach »BMI4Kids«

uebergewicht-vorbeugen.de

Die Bundeszentrale für gesundheitliche Aufklärung hat gemeinsam mit Jugendlichen ein Infoangebot für Familien mit Kindern entwickelt. Es enthält Tipps, wie man mit gesunder Ernährung und Bewegung Übergewicht vorbeugen kann. Im Abschnitt »Wenn es schwerer wird« wird das Thema »gewichtsbedingtes Mobbing« angesprochen. Für Eltern und Lehrer gibt es eine umfangreiche Materialsammlung mit Themenblättern, Broschüren und Unterrichtsmaterial zum kostenlosen Download.

Mehr Infos unter uebergewicht-vorbeugen.de ▸ Es gibt noch mehr ▸ Material

kinderaerzte-im-netz.de

Das Infoportal des Berufsverbandes der Kinder- und Jugendärzte erklärt sachlich und gut verständlich, dass und warum Übergewicht bei Kindern ein ernst zu nehmendes Problem darstellt. Informative Unterseiten widmen sich den Ursachen und Symptomen, den gesundheitlichen Folgen, der Diagnose und Therapie von kindlichem Übergewicht. Hilfreich sind auch die Empfehlungen zur Vorsorge, Tipps für Eltern sowie eine Liste nützlicher Adressen.

Mehr Infos unter kinderaerzte-im-netz.de ▸ Krankheiten ▸ Übergewicht (Adipositas/ Fettsucht)

apotheken-umschau.de

Der informative Beitrag beleuchtet das Thema aus verschiedenen Blickwinkeln und liefert Antworten auf zahlreiche Fragen: Ab wann ist ein Kind zu dick? Welche Rolle spielen Ernährung, Bewegungsmangel, aber auch Vererbung? Welche gesundheitlichen Folgen kann kindliches Übergewicht haben? Was können Eltern tun, und wo finden sie professionelle Hilfe?

Mehr Infos unter apotheken-umschau.de ▸ Suche nach »Übergewicht bei Kindern und seine Folgen«

Ausbalanciert

Im Podcast »Ausbalanciert – gesund + gelassen durch den Familienalltag« vermitteln eine Familienpsychologin und ein Kinder- und Jugendarzt jede Menge Wissenswertes rund um die Familiengesundheit. Jede der etwa halbstündigen Folgen ist einem anderen Thema gewidmet. In Folge zwei geht es unter dem Titel »Pastinake oder Pommes: Wie eure Kinder gesund essen lernen« unter anderem darum, wie Eltern ein gesundes Essverhalten fördern und so Übergewicht vorbeugen können.

Mehr Infos unter ausbalanciert-der-familiengesundheits-podcast.podigee.io ▸ Alle Episoden ▸ Folge 2: Kinder und Ernährung

Übergewicht und Adipositas bei Erwachsenen

Weltweit sind Übergewicht und Adipositas auf dem Vormarsch, warnt die Weltgesundheitsorganisation (WHO). Bis 2035 könnte die Hälfte der Weltbevölkerung übergewichtig, ein Viertel sogar fettleibig sein, erklärt die World Obesity Federation in ihrem »Welt-Fettleibigkeits-Atlas 2023« und beziffert die gesamtwirtschaftlichen Folgekosten auf bis zu 4,32 Billionen US-Dollar. Bei der Adipositas, die die WHO als gesundheitsgefährdende, exzessive Ansammlung von Körperfett definiert, handelt es sich um eine komplexe Erkrankung. Bei ihrer Entstehung spielen neben ungesunder Ernährung und Bewegungsmangel auch genetische und Umweltfaktoren eine Rolle. Wenn eine Ernährungsumstellung und mehr Bewegung nicht zu einer Gewichtsabnahme führen, kommen unter Umständen eine medikamentöse Therapie oder operative Verfahren in Betracht. Eine Adipositas erhöht das Risiko für viele chronische Krankheiten wie Diabetes (▶ Seite 116), Herz-Kreislauf-Erkrankungen (▶ Seite 102) und Krebs (▶ Seite 118).

Ganz persönlich

In einem informativen Video des Universitätsklinikums Tübingen diskutieren eine von Adipositas Betroffene, eine Chirurgin, mehrere Ärzte und eine Diätassistentin darüber, wie sich Adipositas im Alltag auswirkt, welche Ursachen sie hat und was häufige Ernährungsfehler sind.

Online unter https://www.youtube.com/watch?v=x_jR6lsmU78

stiftung-gesundheitswissen.de

Wie entsteht eine Adipositas? Wer ist davon betroffen? Und was kann man dagegen tun? Diese und viele weitere Fragen rund um das Thema Adipositas beantwortet die Webseite der gemeinnützigen Stiftung Gesundheitswissen, die auf eine Initiative des Verbands der Privaten Krankenversicherung zurückgeht. Ansprechende Grafiken und ein kurzes, informatives Video ergänzen den leicht verständlichen Text.

Mehr Infos unter stiftung-gesundheitswissen.de ▸ Krankheiten A–Z ▸ Adipositas

adipositas-selbsthilfe.de

Der Verein Adipositas Hilfe Deutschland ist eine bundesweit tätige Patientenorganisation, die sich für die wechselseitige Unterstützung Betroffener einsetzt. Der Verein informiert über die Erkrankung, war an den Vorarbeiten für ein strukturiertes Behandlungsprogramm (DMP) Adipositas beteiligt und bietet auf seiner Webseite die Möglichkeit, nach wohnortnahen Selbsthilfegruppen zu suchen.

Mehr Infos unter adipositas-selbsthilfe.de ▸ Selbsthilfegruppe finden

apotheken-umschau.de

Der Beitrag auf der Webseite des bekannten Apothekenmagazins stellt in gut verständlichen Texten und anschaulichen Abbildungen die wichtigsten Fakten zum Thema Adipositas dar. So wird zum Beispiel gezeigt, dass nicht nur das Gewicht an sich, sondern auch die Fettverteilung im Körper Auswirkungen auf die mit Übergewicht verbundenen Gesundheitsrisiken hat.

Mehr Infos unter apotheken-umschau.de ▸ Krankheiten & Symptome ▸ Alle Ratgeber von A bis Z ▸ Adipositas

gesundheitsinformation.de

Das Patientenportal des Instituts für Qualität und Wirtschaftlichkeit im Gesundheitswesen (IQWiG) informiert wissenschaftlich fundiert und gut verständlich über die Ursachen einer Adipositas, ihren Verlauf, die gesundheitlichen Folgen sowie die Diagnose und Behandlung.

Mehr Infos unter gesundheitsinformation.de ▸ Suche nach »Starkes Übergewicht (Adipositas)«

Diäten und Abnehmprogramme

Zur Bikini-Figur in zehn Tagen!« Im Frühling beherrschen allerlei Abnehmtipps und Blitzdiäten die Titelseiten vieler Zeitschriften. Und viele Menschen glauben diesen Diätversprechen nur zu gern: Der Nationalen Verzehrsstudie II zufolge macht einer von zwanzig Menschen in Deutschland eine Diät, um abzunehmen. Dabei sinkt das Gewicht zwar mitunter tatsächlich anfangs.

Studien haben aber gezeigt, dass dieser Erfolg meist nicht von Dauer ist. Stattdessen setzt oft der sogenannte Jo-Jo-Effekt ein: Beendet man die Diät und ernährt sich wieder wie gewohnt, schnellt das Gewicht rasch erneut nach oben und ist am Ende oft sogar höher als zuvor. Mit einer dauerhaften Umstellung auf eine gesunde, ausgewogene Ernährung und regelmäßiger Bewegung purzeln die Pfunde zwar langsamer, dafür aber stetig.

Das ist nicht nur gesünder, sondern verbessert auch die Chance, das neue, reduzierte Gewicht auf Dauer beibehalten zu können.

Um nicht ein weiteres Mal zuzunehmen, müssen Energiezufuhr und -verbrauch sich die Waage halten.

Gut zu wissen

Die sehr kohlenhydratarme Low-Carb-Diät steht seit einiger Zeit hoch im Kurs. Sie ist aber weder gesünder noch wirksamer als andere, ausgewogenere Diäten. Zu diesem Ergebnis kommt das unabhängige Wissenschaftsnetzwerk Cochrane nach der Auswertung von mehr als 60 Studien.

Mehr Infos unter cochrane.de ▸ Suche nach »Low-Carb-Diäten«

gesundheitsinformation.de

Informationen zu einigen ausgewählten Abnehmprogrammen stellt das Institut für Qualität und Wirtschaftlichkeit im Gesundheitswesen (IQWiG) online bereit. Auch einige gängige Diäten werden kritisch unter die Lupe genommen. Tipps zur Gewichtsreduktion und dazu, wie man Abnehmerfolge dauerhaft beibehält, runden das informative Angebot ab.

Mehr Infos unter gesundheitsinformation.de
▸ Suche nach »Starkes Übergewicht (Adipositas)«
▸ Mehr Wissen ▸ Programme und Medikamente

oviva.com

Das Unternehmen oviva bietet Gesundheitskurse zur gesunden Ernährung und zur Gewichtsreduktion an, die von der Zentralen Prüfstelle Prävention zertifiziert wurden. Absolviert man mindestens 80 Prozent eines Kurses, gibt es einen Zuschuss von der Krankenkasse – für bis zu zwei Gesundheitskurse pro Jahr.

Mehr Infos unter oviva.com/de/de/gesundheitskurse

dge.de

Vom Intervallfasten bis zur Paleo-Ernährung hat die Deutsche Gesellschaft für Ernährung eine ganze Reihe von Diäten und Abnehmprogrammen kritisch geprüft und die Ergebnisse in kurzen, informativen Texten zusammengefasst. Die wissenschaftliche Fachgesellschaft ist seit vielen Jahren eine zuverlässige Quelle für Informationen rund um eine gesunde Ernährung.

Mehr Infos unter dge.de ▸ Gesunde Ernährung ▸ Diäten und Fasten

Länger leben ohne Bauchfett

Das sogenannte viszerale Bauchfett ist für die Gesundheit deutlich gefährlicher als Pölsterchen an anderen Stellen. Auch wenn man nicht gezielt an einer bestimmten Körperregion abnehmen kann, tragen die mediterranen Rezepte in diesem informativen Ernährungsratgeber doch insgesamt zur Gewichtsreduktion bei. Die sogenannte »Mittelmeerdiät« mit viel frischem Gemüse und hochwertigen pflanzlichen Ölen ist Studien zufolge ausgesprochen gesundheitsfördernd.

Apotheken Umschau: Länger leben ohne Bauchfett: Mit 60 mediterranen Rezepten gesund & dauerhaft abnehmen. Baierbrunn: Wort & Bild

Essstörungen

Essstörungen gehören zu den am weitesten verbreiteten psychosomatischen Erkrankungen in westlichen Gesellschaften. Seit gut einem Jahrzehnt sind die Zahlen deutlich angestiegen und haben während der Corona-Pandemie noch einmal einen starken Zuwachs erfahren. Bei einer Essstörung handelt es sich um eine schwerwiegende, behandlungsbedürftige psychische Erkrankung, die sich durch ein gestörtes Verhältnis zum Essen und zum eigenen Körper äußert. Die Krankheit ist seelisch bedingt und kann vielfältige Gründe und Auslöser haben. Man unterscheidet im Wesentlichen die Anorexia nervosa (Magersucht), die Bulimie (Ess-Brech-Sucht) und die Binge-Eating-Störung, die mit wiederkehrenden, unkontrollierten Essanfällen einhergeht. Daneben gibt es auch Mischformen. Essstörungen entwickeln sich oft schleichend. Sie können schwerwiegende gesundheitliche und seelische Folgen haben, eine Magersucht kann sogar zum Tode führen. Je früher Essstörungen erkannt und behandelt werden, desto besser sind die Heilungschancen.

Ganz persönlich

Anna L. hoffte, durch die Kontrolle ihres Gewichts auch ihre Gefühle in den Griff zu bekommen. Sophia G. kam durch ihre Essanfälle in finanzielle Schwierigkeiten. Auf krankheitserfahrungen.de berichten Betroffene, wie ihre Essstörung ihr Leben geprägt hat.

Die Berichte lassen sich abrufen unter krankheitserfahrungen.de
▸ Essstörungen ▸ Personen

bundesfachverbandessstoerungen.de

Die Seite dieses Fachverbandes bietet gut verständliche Informationen zu verschiedenen Essstörungen für Betroffene und Angehörige. Ein Verzeichnis aller dem Verband angehörenden Kliniken, Praxen, Therapeutinnen und Therapeuten sowie Wohngruppen erleichtert die Suche nach der richtigen Anlaufstelle und freien Therapieplätzen.

Mehr Infos unter bundesfachverbandessstoerungen.de

bzga-essstoerungen.de

Die Bundeszentrale für gesundheitliche Aufklärung, die dem Bundesgesundheitsministerium zugeordnet ist, stellt auf dieser Seite die häufigsten Essstörungen vor. Kurzfilme geben unter anderem Einblick in die Sicht Betroffener. Der Bereich »Hilfe finden« listet Beratungs- und Therapieoptionen sowie weitere Hilfsangebote auf. Nützlich sind auch die Empfehlungen, wie Angehörige und das soziale Umfeld von Betroffenen mit der Erkrankung umgehen sollten.

Mehr Infos unter bzga-essstoerungen.de
▸ Hilfe finden ▸ Weitere Hilfestellungen
▸ Angehörige und andere

psychenet.de

Das Portal psychenet.de ist im Rahmen eines vom Bundesforschungsministerium geförderten Projekts entstanden und stellt wissenschaftlich fundierte Informationen zu häufigen psychischen Erkrankungen bereit – unter anderem zu Magersucht und Bulimie. Ein Test liefert erste Hinweise darauf, ob man selbst oder ein Angehöriger an einer Essstörung erkrankt oder gefährdet sein könnte.

Mehr Infos unter psychenet.de
▸ Selbsttests ▸ Essstörungen

Hilfe bei Magersucht und Bulimie

Der Ratgeber richtet sich an Angehörige von Menschen mit Essstörungen. Er erklärt nicht nur, wie diese den Betroffenen zur Seite stehen können, sondern nimmt auch die physische und psychische Gesundheit der Helfenden in den Blick. Die Autorinnen, eine Ökotrophologin und eine Apothekerin, befassen sich seit vielen Jahren mit dem Thema Essstörungen.

Annette Immel-Sehr, Rita Hermann: Hilfe bei Magersucht und Bulimie. Essstörungen erkennen und verstehen – Wichtige Tipps um die Erkrankung zu besiegen: Gemeinsam einen Ausweg finden (Ein Ratgeber für Angehörige und Freunde). Berlin: Stiftung Warentest

Herz-Kreislauf-Erkrankungen

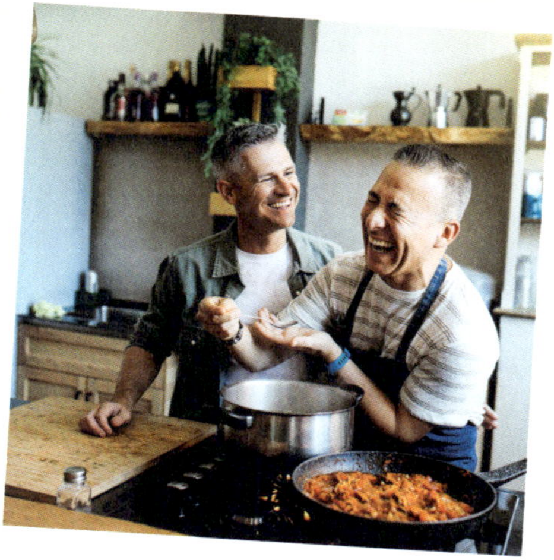

GUT 22 MILLIONEN ERWACHSENE in Deutschland leiden unter Bluthochdruck, der ein wesentlicher Risikofaktor für diverse Herz- und Kreislauferkrankungen ist. Allein von der Koronaren Herzkrankheit (KHK) sind in Deutschland knapp fünf Millionen Erwachsene – und damit jede zwölfte Person über 30 – betroffen. Mit einer gesunden Ernährung lässt sich die Herzgesundheit jedoch positiv beeinflussen. Besonders gesundheitsförderlich ist eine mediterrane Kost mit viel Obst und Gemüse, Hülsenfrüchten, Vollkornprodukten sowie wenig Fleisch und Zucker. Eine solche Ernährung trägt dazu bei, Übergewicht abzubauen, die Cholesterin- und Blutdruckwerte zu senken, Entzündungen im Körper zu bekämpfen und den Blutzuckerspiegel in einem gesunden Rahmen zu halten. Die mediterrane Ernährung hat viel mit der Planetary Health Diet (▸ Seite 76) gemeinsam, die Fachleuten zufolge weltweit pro Jahr bis zu elf Millionen vorzeitiger Todesfälle aufgrund von ernährungsbedingten Erkrankungen verhindern könnte.

Hypertonie

Bluthochdruck, auch Hypertonie genannt, verursacht lange Zeit keine Beschwerden. Doch auch wenn man ihn nicht spürt, belastet ein dauerhaft zu hoher Blutdruck das Herz und die Blutgefäße. Mögliche Folgen sind Durchblutungsstörungen, Schäden an inneren Organen wie den Nieren (▶ Seite 120) sowie ein erhöhtes Risiko, einen Herzinfarkt oder Schlaganfall (▶ Seite 102) zu erleiden. In Deutschland ist etwa jeder Dritte von Bluthochdruck betroffen, Männer häufiger als Frauen. Mit zunehmendem Alter steigt das Risiko. Neben genetischen Ursachen tragen vor allem Übergewicht, eine salzreiche Ernährung, Rauchen, hoher Alkoholkonsum, Bewegungsmangel und Stress zur Entstehung des Bluthochdrucks bei. Sowohl zur Vorbeugung als auch zur Therapie empfehlen Fachleute den Abbau von Übergewicht und einen gesunden Lebensstil mit genügend Bewegung und einer ausgewogenen Ernährung. Beides kann helfen, den Blutdruck zu senken. Reicht eine Lebensstiländerung nicht aus, stehen verschiedene Medikamente zur Behandlung zur Verfügung.

Gut zu wissen

Wer Medikamente gegen zu hohen Blutdruck verordnet bekommt, sollte diese gewissenhaft und wie verschrieben einnehmen. Betroffene können aber noch viel mehr tun, um den Blutdruck zu verringern – von regelmäßiger Bewegung bis zum sparsamen Umgang mit Salz.

Mehr Infos unter apotheken-umschau.de ▸ Suche nach »7 Tipps, um hohen Blutdruck zu senken«

gesundheit.gv.at

Das öffentliche Gesundheitsportal Österreichs bietet grundlegende Infos rund um den Bluthochdruck in laienverständlicher Aufbereitung. Das Themenspektrum reicht von der Prävention mithilfe gesunder Ernährung bis hin zur Therapie.

Mehr Infos unter gesundheit.gv.at ▸ Krankheiten ▸ Herz, Kreislauf und Gefäße ▸ Bluthochdruck (Hypertonie)

Bluthochdruck – Die ersten 100 Tage

Was bedeutet die Diagnose Bluthochdruck? Worauf sollten Bluthochdruck-Patienten bei der Ernährung achten? Gibt es Lebensmittel, die den Blutdruck positiv beeinflussen? Darf man noch Sport machen? Welche Medikamente helfen, den Blutdruck zu senken? Dieser Ratgeber gibt Antworten auf die wichtigsten Fragen, die sich Betroffene unmittelbar nach der Diagnose stellen, und hilft Ihnen, die Erkrankung besser einzuschätzen.

Bluthochdruck – Die ersten 100 Tage. Baierbrunn. Verlag Wort und Bild

stiftung-gesundheitswissen.de

Wie Bluthochdruck entsteht und sich entwickelt, welche gesundheitlichen Folgen er haben kann und was man zur Vorbeugung tun sollte, wird auf der Webseite der gemeinnützigen Stiftung Gesundheitswissen detailliert erklärt. Ein ansprechendes Video fasst die wichtigsten Informationen kurz und gut verständlich zusammen, diverse Unterseiten liefern vertiefende Informationen. Hinter diesem Infoportal steht der Verband der Privaten Krankenversicherung.

Mehr Infos unter stiftung-gesundheitswissen.de ▸ Wissen ▸ Hypertonie

HerzFit

Mit der HerzFit-App der Deutschen Herzstiftung kann man Werte wie den Blutdruck, die Herzfrequenz und das Gewicht erfassen. Außerdem motiviert sie mit Infos und konkreten Aufgaben zu mehr Bewegung und einer herzgesunden Ernährung. Die App ist kostenfrei für iOS und Android verfügbar.

Mehr Infos unter herzstiftung.de ▸ Service & Aktuelles ▸ Publikationen & Medien ▸ Apps

Koronare Herzkrankheit (KHK)

Das Herz ist von Blutgefäßen umgeben, die den Herzmuskel mit Sauerstoff versorgen. Bei einer koronaren Herzkrankheit (KHK) sind diese Herzkranzgefäße durch Fett- und Kalkablagerungen verengt. Dadurch bekommt der Herzmuskel nicht genügend Sauerstoff. Eine KHK ist eine häufige chronische Erkrankung. Betroffene haben bei körperlicher Belastung beispielsweise Schmerzen oder ein Engegefühl in der Brust. Bei einem akuten Verlauf einer KHK verstopft ein Blutgerinnsel ein oder mehrere Blutgefäße ganz. Die Folge ist ein Herzinfarkt. Ein Risikofaktor für die Entstehung einer KHK ist das Alter: In Deutschland hat in der Altersgruppe zwischen 70 und 79 Jahren etwa jeder Fünfte eine KHK, Männer häufiger als Frauen. Weitere Risikofaktoren sind Rauchen, starkes Übergewicht (▸ Seite 92), ein erhöhter Cholesterinspiegel (▸ Seite 126), Bluthochdruck (▸ Seite 100) und Diabetes (▸ Seite 116). Durch eine mediterrane Ernährung sinkt Studien zufolge die Herzinfarkt-Rate bei Menschen mit erhöhtem Herz-Kreislauf-Risiko.

Gut zu wissen
Das Ärztliche Zentrum für Qualität in der Medizin stellt ausgewählte Inhalte auch in diversen Fremdsprachen sowie in Leichter Sprache zur Verfügung – so auch zur KHK. Leichte Sprache erleichtert Menschen mit kognitiven Einschränkungen, ungeübten Lesern und Nicht-Muttersprachlern das Verständnis.

Mehr Infos unter patienten-information.de ▸ Leichte Sprache ▸ KHK – Lebensweise und Medikamente

gesundheitsinformation.de

Das Patientenportal des Instituts für Qualität und Wirtschaftlichkeit im Gesundheitswesen (IQWiG) informiert wissenschaftlich fundiert und gut verständlich über Symptome, Ursachen und Risikofaktoren der KHK, ihren Verlauf, die gesundheitlichen Folgen, die Diagnose und Behandlung. Ein eingebettetes Video erklärt die Funktionsweise des Herzens.

Mehr Infos unter gesundheitsinformation.de
▸ Themengebiete ▸ K ▸ Koronare Herzkrankheit

herzstiftung.de

Salbei, Safran oder Vitamintabletten sollen angeblich vor einem Herzinfarkt schützen. Die Deutsche Herzstiftung räumt mit verbreiteten Ernährungsmythen rund um die Herzgesundheit auf und informiert über sinnvolle Maßnahmen zur Vorbeugung.

Mehr Infos unter herzstiftung.de
▸ Infos zu Herzkrankheiten
▸ Herzinfarkt ▸ Vorbeugen

gesundheit.gv.at

Wie kann man über eine gesunde Ernährung der Entstehung von Herz-Kreislauf-Erkrankungen vorbeugen? Diese Frage beantwortet das öffentliche Gesundheitsportal Österreichs mit detaillierten Empfehlungen zum Verzehr von Obst und Gemüse, gesunden Fetten, zum Salzkonsum und anderen wichtigen Faktoren.

Mehr Infos unter gesundheit.gv.at
▸ Krankheiten ▸ Herz, Kreislauf und Gefäße ▸ Herz-Kreislauf-Erkrankungen: Vorbeugung ▸ Welchen Einfluss hat Ernährung auf Herz-Kreislauf-Erkrankungen?

Herzgesund

Die Autorin, eine Ärztin für Sportmedizin und Ernährungsmedizin, erklärt anschaulich, wie das Herz funktioniert, was es krank macht und wie man es schützen und stärken kann. Wer das Gelernte gleich in die Tat umsetzen möchte, findet in diesem Buch auch ein Vier-Wochen-Programm, das den Wechsel zu einem herzfreundlichen Lebensstil mit gesunder Ernährung und viel Bewegung unterstützen soll.

Ursula Manunzio: Herzgesund: Richtig ernähren und trainieren für ein gesundes Herz. In vier Wochen zu einem herzgesunden Lebensstil. Hannover: Humboldt Verlag

Magen-Darm-Erkrankungen

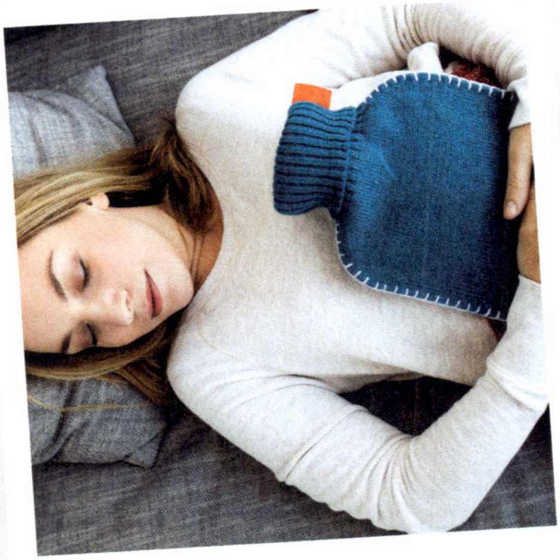

ESSEN UND TRINKEN HALTEN LEIB UND SEELE zusammen, sagt der Volksmund und meint damit, dass der genussvolle Verzehr von Nahrungsmitteln sowohl dem Körper als auch der Psyche guttut. In Magen und Darm werden Speisen und Getränke verdaut. Die Nahrung wird in ihre Bestandteile zerlegt, um daraus unter anderem wichtige Nährstoffe für den Organismus zu gewinnen. Verläuft dieser Prozess nicht reibungslos – zum Beispiel aufgrund einer Erkrankung wie Morbus Crohn/Colitis ulcerosa (▶ Seite 110), Unverträglichkeiten wie einer Gluten- oder Laktoseintoleranz (▶ Seiten 106 und 108) oder einer Nahrungsmittelallergie (▶ Seite 112) –, dann leidet darunter oft sowohl das körperliche wie das seelische Wohlbefinden. Betroffene müssen bei ihrer Ernährung stets vorsichtig sein und Art sowie Menge der Speisen auf ihre Beeinträchtigung abstimmen, um körperliche Beschwerden, das Auslösen eines Krankheitsschubes oder das Auftreten von Folgeschäden möglichst zu vermeiden.

Zöliakie/Sprue (Glutenintoleranz)

Das Eiweiß Gluten ist in vielen Getreidearten (▶ Seite 44) enthalten. Menschen mit einer Zöliakie (früher Sprue genannt) vertragen dieses Eiweiß nicht. Häufige Symptome dieser Unverträglichkeit sind Übelkeit, Bauchschmerzen oder Durchfall. Schon Spuren von Gluten im Essen können eine Entzündung der Darmschleimhaut auslösen. Gleichzeitig richtet sich das Immunsystem gegen den eigenen Körper und verstärkt die Entzündung. In Deutschland hat etwa jeder Dritte die genetische Veranlagung für eine Zöliakie, doch nur bei zwei bis drei Prozent tritt die Krankheit tatsächlich auf. Wird trotz einer bestehenden Zöliakie weiter Gluten verzehrt, führt die andauernde Darmentzündung zu Veränderungen an der Darmschleimhaut. Dadurch wird die Nahrung schlechter verwertet. Die Folgen können Mangelerscheinungen, bei Kindern auch Wachstumsstörungen, sein. Auch das Risiko für Knochen-, Nerven- und Leberschäden steigt. Mit einer konsequent glutenfreien Ernährung lassen sich Beschwerden und Folgeschäden meist mildern oder vermeiden.

Ganz persönlich

Lena ist sieben Jahre alt, als bei ihr eine Zöliakie festgestellt wird. Was diese Diagnose für ihren Alltag bedeutet und wie sich die Familie darauf einstellt, schildert Lenas Mutter anschaulich und eindringlich.

Mehr Infos unter gesundheitsinformation.de ▸ Themengebiete ▸ Themen von A bis Z ▸ Z ▸ Zöliakie ▸ Erfahrungsberichte

dzg-online.de

Die Deutsche Zöliakie-Gesellschaft e.V. (DZG), ein gemeinnütziger Verein, stellt online und in Broschüren Infos zur Krankheit selbst und zu glutenfreier Ernährung bereit, zum Teil auch in kindgerechter sowie in Leichter Sprache. Außerdem bietet die DZG eine telefonische Ernährungssprechstunde und bundesweit rund 180 Gesprächsgruppen für Zöliakiebetroffene an.

Mehr Infos unter dzg-online.de

celiacfacts-onlinecourses.eu

Wissen schafft Selbstvertrauen – das ist das Leitmotiv dieses Onlinekurses für Betroffene und Angehörige. In vier Kapiteln, angereichert mit Illustrationen, Animationsfilmen, Tipps und Wissenstests zur individuellen Lernstandskontrolle, werden viele wichtige Informationen rund um das Thema Zöliakie vermittelt. Das Angebot, herausgegeben von der gemeinnützigen Stiftung Kindergesundheit, ist kostenlos und kann ohne Registrierung genutzt werden.

Mehr Infos unter celiacfacts-onlinecourses.eu ▸ Online-Kurs für Patienten

internisten-im-netz.de

Der Berufsverband der Fachärztinnen und -ärzte für Innere Medizin stellt auf seinem Portal kurze, gut verständliche Info-Texte über viele wichtige Themen rund um die Zöliakie bereit: Von Ursachen und Risikofaktoren über Symptome und Auswirkungen bis zu Diagnostik und Therapie. Alltagstipps und weiterführende Links runden das Angebot ab.

Mehr Infos unter internisten-im-netz.de ▸ Krankheiten A–Z ▸ S–Z ▸ Zöliakie

gesundheitsinformation.de

Das fachlich unabhängige wissenschaftliche Institut für Qualität und Wirtschaftlichkeit im Gesundheitswesen (IQWiG) bietet auf dieser Webseite eine gute allgemeine Übersicht über die Entstehung einer Zöliakie, ihre Auslöser, die Diagnose und Behandlung.

Mehr Infos unter gesundheitsinformation.de ▸ Themengebiete ▸ Themen von A bis Z ▸ Z ▸ Zöliakie ▸ Mehr Wissen

Laktoseintoleranz

Eine Laktoseintoleranz ist eine Nahrungsmittelunverträglichkeit, die nicht allergisch, sondern durch eine Störung der Kohlenhydratverwertung im Körper bedingt ist. Milchzucker (Laktose) muss, um zügig verdaut werden zu können, im Dünndarm aufgespalten werden. Bei Menschen mit einer Laktoseintoleranz wird die Laktose jedoch nur unvollständig zerlegt, sodass sie im Darm weniger gut verstoffwechselt werden kann. Die Folge sind oft Blähungen, ein Völlegefühl, Bauchschmerzen und Krämpfe, mitunter auch Durchfall. Manche Menschen haben eine genetische Veranlagung für eine Laktoseintoleranz. Meist entwickelt sich die Verwertungsstörung aber erst im Laufe des Lebens. In Deutschland sind etwa 15 von 100 Menschen betroffen. Eine Laktoseintoleranz wird in der Regel mithilfe eines Atemtests diagnostiziert. Die meisten Betroffenen vertragen Milchzucker in kleinen Mengen. Da Milchprodukte gesund sind, müssen – und sollen – sie diese nicht vollständig meiden, sondern sollten diese in für sie verträglichen Mengen verzehren.

Gut zu wissen

Für viele Milcherzeugnisse gibt es inzwischen laktosefreie Ersatzprodukte. Doch Milch, Sahne und Co. lassen sich oft auch ohne Spezialprodukte einfach und preiswert ersetzen. Was man wie austauschen kann, erklärt eine Ökotrophologin in einem interessanten Interview.

Mehr Infos unter mein-allergieportal.com ▸ Suche nach »Laktoseintoleranz: Wie ersetzt man die Milchprodukte?«

Familienküche frei von Laktose, Fructose, Histamin

Was und wie kocht man, wenn ein oder mehrere Familienmitglieder eine Nahrungsmittelunverträglichkeit haben? Die Autorin dieses alltagstauglichen Kochbuchs ist Ärztin und Mutter. Sie hat eine Sammlung von Basisrezepten erstellt, die sich individuell abwandeln lassen. Hilfreich sind die Austauschlisten für unverträgliche Zutaten. Steckbriefe der häufigsten Unverträglichkeiten runden den Band ab.

Daniela Oltersdorf: Familienküche frei von Laktose, Fructose, Histamin: 120 einfache Rezepte, die allen schmecken. Stuttgart: Trias Verlag

Ernährungsmonologe

Der österreichische Ernährungsbiologe Dr. Michael Zechmann-Khreis setzt sich in seinem Podcast mit verschiedenen Themen rund um diverse Nahrungsmittelunverträglichkeiten auseinander. Eine der jeweils knapp halbstündigen Folgen ist der Laktoseintoleranz gewidmet.

Mehr Infos unter nahrungsmittel-intoleranz.at ▸ Podcast

gesundheitsinformation.de

An dieser Stelle informiert das Institut für Qualität und Wirtschaftlichkeit im Gesundheitswesen (IQWiG) ausführlich über die Ursachen einer Laktoseintoleranz, die Diagnose und die Auswirkungen auf den Alltag. Unter dem Reiter »Mehr Wissen« findet man unter anderem Einkaufstipps.

Mehr Infos unter gesundheitsinformation.de ▸ Suche nach »Laktoseintoleranz«

bzfe.de

Das Bundeszentrum für Ernährung liefert auf dieser Seite eine kurze, knappe Einführung ins Thema Laktoseintoleranz und beantwortet in Form einer Frage-Antwort-Liste häufig gestellte Fragen zu dieser Nahrungsmittelunverträglichkeit.

Mehr Infos unter bzfe.de ▸ Suche nach »Laktoseintoleranz: Nicht alle Milchprodukte unverträglich«

Morbus Crohn und Colitis ulcerosa

Bei chronisch entzündlichen Darmerkrankungen (CED) kommt es zu wiederkehrenden Entzündungen des Darms. Sie gehen häufig mit Bauchschmerzen und Durchfall, oft auch mit Abgeschlagenheit und Gewichtsverlust einher. Die beiden häufigsten CED sind Morbus Crohn und Colitis ulcerosa. Während die Entzündungen bei Morbus Crohn im gesamten Verdauungstrakt auftreten können, beschränken sie sich bei Colitis ulcerosa meist auf End- und Dickdarm. Beide Erkrankungen betreffen Menschen aller Altersgruppen und können sie im täglichen Leben deutlich einschränken. Schätzungen zufolge sind in Deutschland zwischen 320.000 und 400.000 Menschen betroffen. Bei beiden Erkrankungen wechseln sich akute Krankheitsschübe und beschwerdefreie Phasen ab. Die Krankheitsursachen sind unklar; die Therapie zielt vor allem auf eine Ausdehnung der beschwerdefreien Zeiten und eine ausreichende Nährstoffversorgung des Körpers ab. Viel spricht dafür, dass die Ernährung einen Einfluss auf das Entzündungsgeschehen im Darm hat.

Gut zu wissen

Fachärzte informieren auf der Webseite »Das Gastroenterologieportal« über die Wirkweise, mögliche Nebenwirkungen und Gegenanzeigen zu denjenigen Medikamenten, die am häufigsten zur Therapie chronisch entzündlicher Darmerkrankungen verwendet werden.

Mehr Infos unter dasgastroenterologieportal.de ▸ Krankheiten ▸ CED – Chronisch entzündliche Darmerkrankungen ▸ Therapie CED

gesundheit.gv.at

Das öffentliche Gesundheitsportal Österreichs stellt in gut verständlicher Sprache viel Wissenswertes über die beiden chronisch entzündlichen Darmkrankheiten Morbus Crohn und Colitis ulcerosa bereit. Im Abschnitt Ernährung finden Interessierte detaillierte Informationen zur empfohlenen Ernährung während und nach einem akuten Schub, über künstliche Ernährung und über die richtige Kost bei Engstellen im Darm.

Mehr Infos unter gesundheit.gv.at ▸ Krankheiten ▸ Verdauungsorgane ▸ Chronisch entzündliche Darmerkrankungen

Crohn, Colitis & Co.

Eine gesunde und ausgewogene Ernährung ist für Patientinnen und Patienten mit chronisch entzündlichen Darmerkrankungen besonders wichtig. Worauf dabei konkret zu achten ist, erklärt eine Diätassistentin in Folge 7 des informativen Podcasts der Selbsthilfeorganisation Deutsche Morbus Crohn/Colitis ulcerosa Vereinigung (DCCV).

Mehr Infos unter dccv.de ▸ Die DCCV ▸ Podcast

magen-darm-aerzte.de

Der Berufsverband Niedergelassener Gastroenterologen Deutschlands e.V. informiert hier kompakt und patientengerecht über Morbus Crohn und Colitis ulcerosa. Der »Ärztefinder« auf dieser Seite erleichtert Betroffenen die Suche nach einer spezialisierten Schwerpunktpraxis.

Mehr Infos unter magen-darm-aerzte.de ▸ Krankheiten ▸ Darm ▸ Chronisch entzündliche Darmerkrankungen

dccv.de

Die bundesweit tätige Selbsthilfeorganisation Deutsche Morbus Crohn/Colitis ulcerosa Vereinigung berät Betroffene und vermittelt Kontakte zu Selbsthilfegruppen. Unter dem Stichpunkt »Betroffene und Angehörige« finden Interessierte umfangreiche Informationen, Erfahrungsberichte und praktische Tipps sowie einen Unterpunkt »Kids & Teens« mit Informationen und einem Link zu ced-kids.de, dem DCCV-Infoportal speziell für betroffene Kinder und Teenager.

Mehr Infos unter dccv.de ▸ Betroffene & Angehörige

Nahrungsmittelallergien

Bei Menschen mit einer Nahrungsmittelallergie reagiert das körpereigene Immunsystem auf bestimmte Eiweiße in der Nahrung. Schon kleine Mengen können allergische Reaktionen wie Hautausschläge, Übelkeit oder Atembeschwerden auslösen. Eine sogenannte anaphylaktische Reaktion, die zu plötzlich auftretenden starken Beschwerden führt, ist zum Glück selten, muss aber sofort behandelt werden. Nahrungsmittelallergien sind nicht sehr verbreitet: Nur etwa vier Prozent der Bevölkerung sind betroffen. Um andere Ursachen für die Beschwerden auszuschließen, ist eine sorgfältige Diagnostik notwendig – zum einen, um im Falle einer Allergie richtig zu (be)handeln, zum anderen, um unnötige Einschränkungen der Ernährung zu vermeiden. Nahrungsmittelallergien können in jedem Lebensalter auftreten und sehr unterschiedlich verlaufen. Bei manchen Betroffenen liegt eine familiär bedingte Allergieneigung vor. Kinder sind häufig allergisch gegen Nüsse, Kuhmilch, Soja, Weizen und Hühnerei, Erwachsene gegen Nüsse, Soja, Sellerie oder Meeresfrüchte.

Ganz persönlich

Der Allergie-Wegweiser des Deutschen Allergie- und Asthmabundes ermöglicht die Suche nach auf Allergien spezialisierten Kliniken, Ärztinnen und Ärzten sowie Ernährungsberatungs- und Schulungsangeboten.

Mehr Infos unter allergie-wegweiser.de

lebensmittelklarheit.de

Wer auf bestimmte Nahrungsmittel oder deren Bestandteile allergisch reagiert, muss sie im Alltag häufig meiden. Dabei hilft ein Blick auf die Liste der Inhaltsstoffe. Welche Allergene auf Lebensmittelverpackungen ausgewiesen werden müssen, erklärt das Portal »Lebensmittelklarheit« der Verbraucherzentrale. Die Inhalte dieses Beitrags sind auch in Leichter Sprache verfügbar.

Mehr Infos unter lebensmittelklarheit.de ▸ Suche nach »Allergenkennzeichnung bei Lebensmitteln« ▸ Allergenkennzeichnung bei Lebensmitteln: Diese Angaben sind Pflicht

meduniwien.ac.at

In kurzen Steckbriefen stellt die Medizinische Universität Wien die 14 häufigsten Lebensmittelallergene vor. Die informativen Texte benennen die allergieauslösenden Bestandteile des Lebensmittels, beschreiben Symptome und potenzielle Folgeschäden, weisen auf mögliche Kreuzallergien hin und informieren, soweit vorhanden, über Therapiemöglichkeiten.

Mehr Infos unter meduniwien.ac.at/hp/nahrungsmittelallergie ▸ Die 14 wichtigsten Allergene

allergieinformationsdienst.de

In kurzen, knappen Texten stellt das Allergieinformationsportal des Helmholtz Zentrums München wichtige Infos zu verschiedenen Aspekten des Themas Nahrungsmittelallergie bereit. Über einen Klick auf das jeweilige Stichwort gelangen Interessierte zu ausführlicheren Erklärungen. So zeigt im Abschnitt »Grundlagen« ein Schaubild den Unterschied zwischen einer Nahrungsmittelallergie und einer nicht allergischen Unverträglichkeit auf; ein Video erklärt, wie eine Allergie entsteht.

Mehr Infos unter allergieinformationsdienst.de ▸ Krankheitsbilder ▸ Nahrungsmittelallergie

gesundheitsinformation.de

Was genau ist eine Nahrungsmittelallergie? Wie wird sie diagnostiziert? Welche Symptome sind typisch? Und worauf müssen Betroffene achten? Das Institut für Qualität und Wirtschaftlichkeit im Gesundheitswesen (IQWiG) gibt an dieser Stelle Antworten auf die wichtigsten Fragen rund um Nahrungsmittelallergien.

Mehr Infos unter gesundheitsinformation.de ▸ Suche nach »Nahrungsmittelallergie«

Ernährungs-assoziierte Erkrankungen

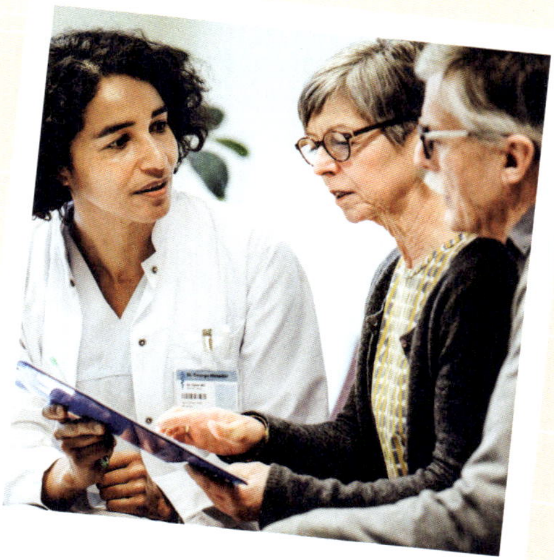

UNTER ERNÄHRUNGSASSOZIIERTEN ERKRANKUNGEN versteht man angeborene oder erworbene Krankheiten, bei deren Auftreten und Verlauf die Ernährung eine wesentliche Rolle spielt. Oft sind mehrere Faktoren an ihrer Entwicklung beteiligt: Neben einer Fehl- oder anhaltenden Überernährung können auch eine genetische Veranlagung und Umweltfaktoren dazu beitragen. Alle ernährungsassoziierten Erkrankungen haben gemeinsam, dass sowohl bei der Prävention als auch bei der Behandlung ernährungsmedizinische und -therapeutische Aspekte ein unverzichtbarer Bestandteil der Maßnahmen sind. Zu den ernährungsassoziierten Krankheiten zählen zum Beispiel Diabetes mellitus Typ 1 und 2 (▸ Seite 116), Dickdarmkrebs (▸ Seite 118), Nierenerkrankungen (▸ Seite 120), Gicht (▸ Seite 122), Jodmangel (▸ Seite 124), Hypercholesterinämie (▸ Seite 126), Fettleber (▸ Seite 128) sowie Sodbrennen (▸ Seite 130) und Muskelkrämpfe (▸ Seite 132).

Diabetes mellitus Typ 1 und 2

Bei einem Diabetes mellitus ist der Blutzuckerspiegel dauerhaft zu hoch. Unbehandelt führt die Stoffwechselerkrankung zu Schäden an Herz, Blutgefäßen, Nerven, Augen und Nieren. Die Bauchspeicheldrüse produziert das Hormon Insulin. Es sorgt dafür, dass die Körperzellen Zucker aus der Nahrung aufnehmen. Bei Menschen mit Typ-1-Diabetes, einer Autoimmunerkrankung, stellt der Körper kein Insulin mehr her. Laut dem Deutschen Gesundheitsbericht Diabetes 2023 leben hierzulande etwa 32.000 Kinder und Jugendliche sowie 340.000 Erwachsene mit der Diagnose Typ-1-Diabetes. Viel häufiger ist der Typ-2-Diabetes, auch Altersdiabetes genannt. Hier produziert der Körper eigentlich genug Insulin, dieses wirkt aber nicht mehr. Ein Typ-2-Diabetes entwickelt sich schleichend. Seine Entstehung wird durch Übergewicht, Bewegungsmangel sowie eine fett- und zuckerreiche Ernährung begünstigt. Eine Änderung des Lebensstils ist darum zentraler Bestandteil der Therapie. In Deutschland lebten dem oben genannten Bericht zufolge 2022 schätzungsweise etwa 8,7 Millionen Menschen mit einem diagnostizierten Typ-2-Diabetes.

Gut zu wissen

Die Deutsche Diabetes-Stiftung informiert umfassend und laienverständlich über Diabetes. Mit dem Online-Risikorechner FINDRISK kann man sein individuelles Risiko, innerhalb der nächsten zehn Jahre an Diabetes zu erkranken, ermitteln.

Mehr Infos unter diabetesstiftung.de ▸ Prävention ▸ FINDRISK

nrw.menschen-mit-diabetes.de

Eine gute Anlaufstelle für alle Fragen rund um Diabetes Typ 1 und 2 ist das Portal des Landesverbandes NRW der Selbsthilfeorganisation »Deutsche Diabetes-Hilfe – Menschen mit Diabetes e.V.« mit einem umfangreichen Ratgeberteil zu unterschiedlichen Themen: von Tipps für die Fußpflege bis zu Wissenswertem über Piercings und Tattoos bei Diabetes bis zu hilfreichen Informationen für Urlaub und Reise.

Mehr Infos unter nrw.menschen-mit-diabetes.de ▸ Über Diabetes ▸ Infomaterial zum Download

bzfe.de

In diesem umfassenden Beitrag informiert das Bundeszentrum für Ernährung über wichtige Aspekte der Ernährung bei Diabetes und gibt Tipps für eine blutzuckersenkende Kost. Eine nützliche Hilfe im Alltag ist eine Austauschtabelle, die Alternativen für Lebensmittel auflistet, die Diabetiker besser meiden sollten.

Mehr Infos unter bzfe.de ▸ Ernährung ▸ Ernährungswissen ▸ Gesundheit ▸ Diabetes Typ 2

Mit Diabetes informiert leben

Bücher, Webseiten und andere Medien zum Thema Diabetes gibt es viele. Dieses kompakte Nachschlagewerk hilft Betroffenen, die Spreu vom Weizen zu trennen. Zu vielen wichtigen Fragen rund um ihre Erkrankung finden Menschen mit Diabetes Typ 2 und Typ 1 hier jeweils eine handverlesene Auswahl zuverlässiger, qualitätsgesicherter und gut verständlicher Infoquellen sowie persönlicher Erfahrungsberichte.

Kai Kolpatzik: Mit Diabetes informiert leben – Das Handbuch. Das Nachschlagewerk für mehr digitale Gesundheitskompetenz. Baierbrunn: Isartal Health Media

Der Zuckerdetektiv

»Der Zuckerdetektiv« heißt der Diabetes-Podcast aus dem Hause der Apotheken Umschau. Die informativen und kurzweiligen Folgen, die sich jeweils um ein Schwerpunktthema drehen, liefern viele nützliche Informationen und Tipps, die helfen, den Alltag mit Diabetes besser zu bewältigen.

Mehr Info unter apotheken-umschau.de ▸ Home ▸ Podcast ▸ Der Zuckerdetektiv

Dickdarmkrebs

Darmkrebs zählt zu den häufigsten Krebserkrankungen. Nach Angaben des Robert-Koch-Instituts wurden 2019 rund 59.000 Fälle neu diagnostiziert. Darmkrebs lässt sich früh erkennen und in frühen Stadien auch gut behandeln. Er tritt meist im fortgeschrittenen Lebensalter auf und verursacht lange keine Beschwerden. Gesetzlich Krankenversicherte ab 50 Jahren können darum jährlich, ab 55 alle zwei Jahre einen Stuhltest zur Darmkrebs-Früherkennung machen lassen. Alternativ können sie im Abstand von zehn Jahren zwei Mal eine Darmspiegelung in Anspruch nehmen – Männer bereits ab 50, Frauen ab 55 Jahren. In den meisten Fällen entwickelt sich Darmkrebs aus zunächst gutartigen Wucherungen der Darmschleimhaut, sogenannten Darmpolypen. Werden bei einer Darmspiegelung Polypen entdeckt, können sie sofort entfernt werden. Risikofaktoren für die Entstehung von Darmkrebs sind Tabak- und Alkoholkonsum, Übergewicht, Bewegungsmangel, eine ballaststoffarme Ernährung und der häufige Verzehr von rotem Fleisch.

Gut zu wissen

Der Krebsinformationsdienst erklärt an dieser Stelle, worauf bei der Ernährung von Krebspatientinnen und -patienten zu achten ist, was sie selbst tun können, wann eine Mangelernährung droht und warum man von sogenannten Krebs-Diäten die Finger lassen sollte.

Mehr Infos unter krebsinformationsdienst.de ▸ Leben mit Krebs ▸ Alltag mit Krebs ▸ Ernährung

gesundheitsinformation.de

An dieser Stelle informiert das Institut für Qualität und Wirtschaftlichkeit im Gesundheitswesen (IQWiG) ausführlich über Entstehung, Risiken, Folgen, Therapie und das Leben mit Darmkrebs. Unter dem Reiter »Mehr Wissen« fasst ein Abschnitt den aktuellen Stand des gesicherten medizinischen Wissens zu der Frage zusammen, welchen Einfluss der Lebensstil, insbesondere die Ernährung, auf das Darmkrebsrisiko hat.

Mehr Infos unter gesundheitsinformation.de ▸ Suche nach »Darmkrebs«

krebshilfe.de

Die Deutsche Krebshilfe informiert an dieser Stelle detailliert über die Ursachen und Entstehung von Darmkrebs, die verschiedenen Stadien, Behandlungsmöglichkeiten, Nachsorgeangebote und Selbsthilfegruppen. Außerdem steht hier ein informativer Ratgeber zum Thema Darmkrebs zum Download bereit. Gemeinsam mit weiteren Partnern unterhält die Deutsche Krebshilfe das Infonetz Krebs, das Betroffenen nach einer Krebsdiagnose eine kostenlose telefonische Beratung anbietet.

Mehr Infos unter krebshilfe.de ▸ Informieren ▸ Über Krebs ▸ Krebsarten ▸ Darmkrebs

patienten-information.de

Das Ärztliche Zentrum für Qualität in der Medizin (ÄZQ) erklärt in gut verständlicher, patientenfreundlicher Sprache, was Darmkrebs ist, wie er entsteht und welche Behandlungsmöglichkeiten es gibt. Die Informationen sind auch in arabischer, englischer, französischer, russischer, spanischer und türkischer Sprache verfügbar.

Mehr Infos unter patienten-information.de ▸ Krankheiten ▸ Krebs ▸ Darmkrebs – was kommt auf mich zu?

AOK Darm-ABC

Eine Folge der Erklärvideo-Reihe »AOK Darm-ABC« im YouTube-Gesundheitskanal der Krankenkasse ist dem Thema Darmkrebs gewidmet. In einem kurzen, informativen Film erklärt ein Arzt in eher lockerem Ton, wie ein Tumor im Darm entsteht und warum die Darmkrebsvorsorge so wichtig ist.

Online unter youtube.de ▸ Suche nach »AOK Darm ABC: T wie Tumor, Darmkrebs und Vorsorge«

Nierenerkrankungen

Etwa zwei Millionen Menschen leben in Deutschland mit einer dauerhaft eingeschränkten Nierenfunktion, einer chronischen Nierenerkrankung. Die häufigsten Ursachen dafür sind im Erwachsenenalter Diabetes (▶ Seite 116) und Bluthochdruck (▶ Seite 100). Eine Funktionsstörung der Nieren entwickelt sich schleichend und verursacht anfangs keine Beschwerden. Die Diagnose erfolgt meist anhand bestimmter Blutwerte. Anzeichen für Nierenprobleme können unter anderem Wassereinlagerungen im Körper und Juckreiz sein. Reinigen die Nieren das Blut nicht mehr ausreichend, spricht man von einer Niereninsuffizienz. Versagen die Nieren komplett, brauchen Betroffene eine regelmäßige Dialyse (»Blutwäsche«) oder eine Organspende. Eine chronische Nierenerkrankung kann das Schlaganfall- und Herzinfarktrisiko erhöhen, die Stabilität der Knochen und den Mineralhaushalt beeinträchtigen. Menschen mit einer fortgeschrittenen chronischen Nierenerkrankung müssen eine salzarme Diät einhalten und ihre Trinkmenge gut kontrollieren.

Gut zu wissen

Das Portal »PfiFf – Pflege in Familien fördern« der AOK Nordost ist ein Angebot für pflegende Angehörige. Diese finden hier detaillierte Informationen über verschiedene Krankheitsbilder und Tipps für die häusliche Pflege – auch zum Thema chronische Niereninsuffizienz.

Mehr Infos unter aok-pfiff.de ▸ Pflegewissen ▸ Häufige Krankheitsbilder ▸ Chronische Niereninsuffizienz

gesundheitsinformation.de

Das Institut für Qualität und Wirtschaftlichkeit im Gesundheitswesen (IQWiG) klärt ausführlich und auf anschauliche Weise über die Entstehung und den Verlauf einer chronischen Nierenerkrankung auf. Unter dem Reiter »Mehr Wissen« finden Betroffene im Abschnitt »Ernährung und Sport« Informationen darüber, worauf je nach Stadium der Erkrankung bei der Ernährung zu achten ist.

Mehr Infos unter gesundheitsinformation.de ▸ Suche nach »Chronische Nierenerkrankung«

nierenstiftung.de

Die gemeinnützige Nierenstiftung stellt auf ihrem Portal unter anderem eine Reihe von Erklärvideos bereit, die knapp und kompakt über verschiedene Aspekte der chronischen Nierenerkrankung informieren. Bei einigen davon hat die Stiftung mit Krankenkassen oder Unternehmen kooperiert – diese werden im jeweiligen Abspann genannt. Im Bereich »Für Ihre Gesundheit« findet man unter dem Stichwort »Prävention« viele Tipps für einen nierengesunden Lebensstil.

Mehr Infos unter nierenstiftung.de ▸ Für Betroffene ▸ Informationen ▸ Erklärvideos

Köstlich essen – Nierenerkrankungen

Bei Erkrankungen der Niere müssen Betroffene besonders auf ihre Ernährung achten. Dieses Kochbuch stellt eine Auswahl erprobter Rezepte bereit. Die Autorin hat viele Jahre lang als Ernährungsmedizinische Beraterin Nierenpatientinnen und -patienten begleitet.

Barbara Börsteken: Köstlich essen – Nierenerkrankungen. Über 120 Rezepte, die die Nieren entlasten. Stuttgart: TRIAS Verlag.

bundesverband-niere.de

Der Bundesverband Niere e.V. ist eine große Selbsthilfeorganisation von Nierenpatientinnen und -patienten in Deutschland. Betroffene finden auf dem Portal hilfreiche Informationen und können nach Selbsthilfegruppen in der Nähe suchen. Gemeinsam mit dem Verband Deutscher Nierenzentren bietet der Verband mittwochs zwischen 16 und 18 Uhr das »Nierentelefon« (0800-2484848) an, eine gebührenfreie Hotline für Fragen rund um die Niere.

Mehr Infos unter bundesverband-niere.de/

Gicht

Gicht ist eine oft erblich bedingte Stoffwechselerkrankung, die mit akut auftretenden, schmerzhaften Gelenkentzündungen einhergeht. Diese klingen meist nach ein bis zwei Wochen wieder ab, können aber auch chronisch werden. Auslöser der Entzündungen sind Harnsäurekristalle, die entstehen, wenn der Harnsäurespiegel im Blut hoch ist. Harnsäure entsteht beim Abbau von Purinen, chemischen Verbindungen, die der Körper für bestimmte Prozesse benötigt. Normalerweise wird Harnsäure durch die Nieren aus dem Blut gefiltert und mit dem Urin ausgeschieden. Neben einer unzureichenden Filterleistung der Nieren und manchen Erkrankungen können auch entwässernde Medikamente, der Verzehr großer Mengen purinreicher Lebensmittel wie Fleisch, Fisch und Meeresfrüchte, Übergewicht, Alkohol und zuckerhaltige Getränke zu einem erhöhten Harnsäurespiegel führen. Wichtige Bestandteile der Behandlung sind daher eine purinarme Ernährung und der Verzicht auf Alkohol. Schätzungen zufolge leiden bis zu zwei Prozent der Bevölkerung an Gicht.

Gut zu wissen

Mithilfe einer purinarmen Ernährung können an Gicht Erkrankte akuten Anfällen vorbeugen. Das Gesundheitsportal Onmeda zeigt, welche Obst- und Gemüsesorten besonders wenig Purine enthalten und welche Lebensmittel noch zu empfehlen sind.

Mehr Infos unter onmeda.de ▸ Suche nach »Ernährung bei Gicht: Anfälle vermeiden«

gesundheitsinformation.de

Wie entsteht Gicht? Was sind typische Symptome? Welche Behandlungsmöglichkeiten gibt es? Und welchen Einfluss hat die Ernährung auf die Häufigkeit von Gichtanfällen? Das Institut für Qualität und Wirtschaftlichkeit im Gesundheitswesen (IQWiG) gibt Antworten auf zahlreiche Fragen rund um die Stoffwechselerkrankung.

Mehr Infos unter gesundheitsinformation.de ▸ Themengebiete ▸ Alle Themen von A bis Z ▸ G ▸ Gicht

Purin! Rechner – Gicht

Dieser Purin-/Harnsäurezähler ist Bestandteil eines Ernährungs-, Sport- und Gewichtstagebuchs, das webbasiert oder auf Android-Handys genutzt werden kann. Die App kann sieben Tage kostenlos getestet werden und ist danach kostenpflichtig.

Mehr Infos unter mycalorieapp.de ▸ Purin!

internisten-im-netz.de

Der Bundesverband der Internistinnen und Internisten Deutschlands klärt an dieser Stelle umfassend und in gut verständlicher Sprache über die Krankheit Gicht auf – von den Ursachen über Auswirkungen und mögliche Komplikationen bis zur Behandlung. Unter dem Stichpunkt »Ernährungsempfehlungen & Tipps« ist in einer Tabelle der Puringehalt zahlreicher Lebensmittel aufgeführt.

Mehr Infos unter internisten-im-netz.de ▸ Krankheiten ▸ E–H ▸ Gicht

Gut essen bei Gicht

Dieser Ratgeber der Stiftung Warentest informiert über die Gichterkrankung und die Möglichkeit, deren Verlauf mithilfe einer Ernährungsumstellung zu beeinflussen. Bei der praktischen Umsetzung helfen ein Speiseplan für die ersten purinarmen Tage und ein ansprechender Rezeptteil, den die bekannte Kochbuchautorin und Ernährungsexpertin Dagmar von Cramm zusammengestellt hat.

Stiftung Warentest (Hrsg.): Gut essen bei Gicht. Rezepte und praktische Kochtipps für die Ernährungsumstellung: Großer Ratgeberteil mit aktuellen Behandlungsempfehlungen. Berlin: Stiftung Warentest

Jodmangel, Schilddrüse, Jod in der Schwangerschaft

Die Schilddrüse produziert wichtige Hormone, die zentrale Stoffwechselvorgänge im Körper steuern. Dazu benötigt sie Jod. Das RobertKoch-Institut hat im Rahmen seiner nationalen Gesundheitssurveys jedoch festgestellt, dass bei rund 30 Prozent der untersuchten Erwachsenen und etwa 44 Prozent der Kinder und Jugendlichen das Risiko einer unzureichenden Jodversorgung besteht. Schwangere und Stillende haben einen erhöhten Jodbedarf. Werdende Mütter sollten nach Rücksprache mit ihrem Arzt zusätzlich täglich zwischen 100 und 150 Mikrogramm Jod einnehmen, um Fehlgeburten oder gravierende Gesundheitsschäden beim ungeborenen Kind zu vermeiden. Auch Rauchen und die Einnahme oraler Verhütungsmittel erhöhen das Risiko eines Jodmangels. Mögliche Folgen eines anhaltenden Jodmangels sind die Entwicklung eines Kropfs, also einer Vergrößerung der Schilddrüse, sowie die Entstehung von Knoten oder einer Schilddrüsenüber- oder -unterfunktion. Zur Vorbeugung empfiehlt die Weltgesundheitsorganisation (WHO) die Verwendung von Jodsalz.

Gut zu wissen

Seefisch und Fleisch sind wichtige Jodquellen. Vegetarier und Veganer, die kaum beziehungsweise keine tierischen Produkte verzehren, haben ein erhöhtes Risiko für einen Jodmangel und sollten sich ärztlich beraten lassen, empfiehlt der gemeinnützige Arbeitskreis Jodmangel.

Mehr Infos unter jodmangel.de ▸ Ausreichende Jodversorgung ▸ Vegetarier & Veganer

bfr.bund.de

Das Bundesinstitut für Risikobewertung berät die Bundesregierung unter anderem in Fragen zur Lebensmittelsicherheit. In einem Infoblatt, das sich vorrangig an Ärztinnen und Ärzte wendet, aber auch für Laien gut verständlich ist, setzt sich das Expertenteam mit der Bedeutung einer ausreichenden Versorgung mit Jod und Folsäure rund um die Schwangerschaft auseinander. Auch die potenziellen gesundheitlichen Folgen eines Jodmangels für Mutter und Kind werden anschaulich erklärt.

Mehr Infos unter bfr.bund.de
▸ Suche nach »Jod, Folat/Folsäure und Schwangerschaft«

apotheken-umschau.de

Das bekannte Gesundheitsmagazin stellt an dieser Stelle die Bedeutung von Jod für den Organismus dar, zeigt anschaulich, dass und wie eine ausreichende Jodversorgung über die Ernährung möglich ist, und stellt die gesundheitlichen Folgen einer Unter- sowie einer Überversorgung mit Jod dar. Ein informatives Video erklärt, wie es zu einer Schilddrüsenunterfunktion kommen kann.

Mehr Infos unter apotheken-umschau.de
▸ Suche nach »Was Sie über Jod wissen sollten«

ndr.de

Wie entsteht ein Jodmangel? Welche Symptome sprechen für einen Jodmangel? Wie wird er diagnostiziert? Und wie kann man über seine Ernährung gegensteuern? Ein kurzer Film aus der NDR-Reihe »Visite« und ein informativer Textbeitrag beantworten diese und viele weitere Fragen.

Mehr Infos unter ndr.de ▸ Suche nach »Jodmangel: Was sind die Symptome und was hilft?«

aok.de

Das Gesundheitsmagazin der AOK beleuchtet in diesem gut gegliederten, informativen Beitrag, warum Jod wichtig ist, wie viel Jod der Körper benötigt, welche Anzeichen auf einen Jodmangel hindeuten und warum man Jodtabletten nicht auf eigene Faust einnehmen sollte.

Mehr Infos unter aok.de/pk/magazin ▸ Suche nach »Jodmangel: Das sind die Anzeichen«

Hypercholesterinämie

Hypercholesterinämie ist eine Fettstoffwechselstörung, bei der die Cholesterinwerte im Blut zu hoch sind. Dies fördert die Arterienverkalkung (Arteriosklerose) und erhöht so das Risiko für Herzinfarkte und Schlaganfälle. Cholesterin ist aber nicht grundsätzlich schädlich, sondern ein wichtiges Blutfett, das für viele Stoffwechselvorgänge im Körper benötigt wird. Man unterscheidet zwischen LDL- und HDL-Cholesterin. Das letztere wird oft als das »gute« Cholesterin bezeichnet, weil es der Entstehung einer Arteriosklerose entgegenwirken kann. Den Großteil des Cholesterins stellt der Körper selbst her, der mit der Nahrung aufgenommene Anteil ist eher gering. Trotzdem ist eine cholesterinärmere Ernährung ein wichtiger Baustein der Therapie, ebenso wie regelmäßige Bewegung, der Verzicht auf Alkohol und Tabak sowie der Abbau von Übergewicht. Dauerhaft zu hohe Cholesterinwerte können auch vererbt sein. Die sogenannte familiäre oder primäre Hypercholesterinämie zählt zu den häufigsten genetisch bedingten Stoffwechselerkrankungen.

Gut zu wissen

Auch bei erhöhten Blutfettwerten kann man lecker und genussvoll essen. Eine große Auswahl appetitanregender Rezepte hat der Norddeutsche Rundfunk zusammengestellt – von A wie Asia-Bowl bis Z wie Zwiebelquiche.

Mehr Infos unter ndr.de ▸ Suche nach »Rezepte bei Fettstoffwechselstörung«

stiftung-gesundheitswissen.de

Die gemeinnützige Stiftung Gesundheitswissen, die durch den Verband der Privaten Krankenversicherung gegründet wurde, informiert an dieser Stelle ausführlich über die unterschiedlichen Formen der Hypercholesterinämie, ihre Entstehung, den Verlauf, die Diagnose und Behandlung sowie über Möglichkeiten der Vorbeugung. Ein Video erklärt, was Cholesterin ist, welche wichtige Rolle es im Körper spielt und was den Unterschied zwischen gutem und schlechtem Cholesterin ausmacht.

Mehr Infos unter stiftung-gesundheitswissen.de ▸ Krankheiten A bis Z ▸ E ▸ Erhöhte Cholesterinwerte

internisten-im-netz.de

Neben Hypercholesterinämie gibt es noch weitere Fettstoffwechselstörungen – welche, das erklärt der Bundesverband der Internistinnen und Internisten Deutschlands kurz und knapp. Wie eine solche Störung diagnostiziert wird, wann eine Behandlung erforderlich ist und welche Optionen dafür zur Verfügung stehen, wird ebenfalls erläutert.

Mehr Infos unter internisten-im-netz.de ▸ Krankheiten ▸ E–H ▸ Fettstoffwechselstörungen

bzfe.de

Wer zu hohe Cholesterinwerte hat, muss auf eine gesunde Ernährung achten. Lange waren Eier verpönt, weil sie viel Cholesterin enthalten. Viel wichtiger als der Cholesteringehalt ist jedoch die Art der Fette, die die Nahrung enthält. Welche Fette gut und welche eher zu meiden sind, erklärt das Bundeszentrum für Ernährung hier anschaulich und mit praktischen Beispielen.

Mehr Infos unter bzfe.de ▸ Suche nach »Cholesterin: Mythos Frühstücksei«

HerzFit-App

Mit der HerzFit-App der Deutschen Herzstiftung kann man neben anderen Parametern, die für die Herzgesundheit relevant sind, auch seine LDL-Cholesterinwerte erfassen. An der Entwicklung war unter anderem das Deutsche Herzzentrum München beteiligt. Die App ist kostenlos und sowohl für iOS als auch für Android erhältlich.

Mehr Infos unter herzstiftung.de ▸ Service & Aktuelles ▸ Publikationen & Medien ▸ Apps

Fettleber

Eine gesunde Leber enthält so gut wie kein Fett. Zu viel und zu fettes Essen, aber auch übermäßiger Alkoholkonsum können dazu führen, dass die Leber das aufgenommene Fett nicht verarbeiten kann und es einspeichert. So entsteht eine Fettleber. Weitere Faktoren, die die Entstehung einer Fettleber begünstigen, sind neben einer genetischen Veranlagung auch eine zu eiweißarme Ernährung, Adipositas, Typ-2-Diabetes, Hepatitis C sowie die Einnahme bestimmter Medikamente. Grundsätzlich unterscheidet man zwischen einer alkoholischen und einer nicht alkoholischen Fettleber. Letztere ist weitverbreitet und betrifft in Deutschland rund ein Viertel der Bevölkerung – mehr Ältere als Jüngere, mehr Männer als Frauen. Eine Fettleber verursacht zunächst keine Beschwerden und bleibt daher oft lange unbemerkt. Unbehandelt schreitet sie weiter fort, kann sich entzünden und dauerhaft Schaden nehmen. Durch eine ausgewogene Ernährung und den Verzicht auf Alkohol lässt sich diese Entwicklung positiv beeinflussen.

Gut zu wissen

Welche Aufgaben hat die Leber? Was ist eine Fettleber? Wie entsteht sie und wie wird sie behandelt? Diese und weitere Fragen beantwortet das Ärztliche Zentrum für Qualität in der Medizin an dieser Stelle in Leichter Sprache, also in besonders gut verständlicher Form.

Mehr Infos unter patienten-information.de ▸ Leichte Sprache ▸ Lebererkrankungen

ndr.de

In einem rund viertelstündigen Filmbeitrag erklären »Die Ernährungs-Docs«, die regelmäßig im Fernsehprogramm des Norddeutschen Rundfunks zu Gast sind, anhand eines Fallbeispiels, wie eine Fettleber entsteht und was man dagegen tun kann. Ein informativer Text ergänzt den Beitrag und erläutert, wie man durch eine angepasste Ernährung und Bewegung die Gesundheit seiner Leber schützt und stärkt.

Mehr Infos unter ndr.de ▸ Suche nach »Eine Fettleber erkennen und mit Ernährung therapieren«

Das große Kochbuch für die Leber

Das von der Deutschen Leberstiftung zusammengestellte Kochbuch erklärt die Funktionsweise der Leber, gibt einen Überblick über die verschiedenen Lebererkrankungen, erläutert, wie eine angemessene Ernährung helfen kann und skizziert die Grundregeln einer lebergesunden Ernährung. Im umfangreichen Rezeptteil zeigen Symbole an, welches der mehr als 120 Rezepte bei welcher Lebererkrankung geeignet ist.

Deutsche Leberstiftung (Hrsg.): Das große Kochbuch für die Leber: 122 Rezepte mit allen wichtigen Nährwertangaben. Wichtige Küchentipps und Regeln für eine lebergesunde Ernährung. Hannover: humboldt Verlag

apotheken-umschau.de

Dieser informative Beitrag der Apotheken Umschau stellt anschaulich dar, dass eine Fettleber nicht so harmlos ist, wie man lange meinte. Eine interaktive Grafik führt Schritt für Schritt vor Augen, was passiert, wenn die Leber verfettet. Ein kurzer Film fasst die wichtigsten Punkte zur Entstehung, Diagnose und Behandlung einer Fettleber zusammen. Konkrete Tipps für eine leberfreundliche Lebensweise runden das Angebot ab.

Mehr Infos unter apotheken-umschau.de ▸ Suche nach »Fettleber: Was tun?«

aok.de

Umfassende, laienverständliche Informationen über die verschiedenen Formen einer Fettleber, ihre Entstehung, die Diagnose und Behandlungsmöglichkeiten sind im Gesundheitsmagazin der AOK zu finden.

Mehr Infos unter aok.de/pk/magazin ▸ Suche nach »Fettleber: Symptome« ▸ Fettleber: Symptome, Diagnose und Behandlung

Sodbrennen

Nach einer üppigen Mahlzeit leiden viele Menschen unter Sodbrennen, einem brennenden Schmerz im unteren Bereich der Speiseröhre. Normalerweise ist der Übergang zwischen Speiseröhre und Magen dicht verschlossen. Wird der Magen durch zu viel Essen überdehnt, kann dieser Verschluss etwas nachgeben und Mageninhalt in die Speiseröhre gelangen. Der saure Speisebrei reizt die Speiseröhre. Etwa ein Viertel der Bevölkerung hat einmal im Monat Sodbrennen. Tritt es häufiger auf, liegt möglicherweise eine Refluxerkrankung vor, bei der der Übergang zwischen Magen und Speiseröhre nicht dicht abschließt. Ist die Schleimhaut der Speiseröhre immer wieder dem sauren Mageninhalt ausgesetzt, kann sie sich entzünden und auf Dauer verändern. Durch diese Veränderung, einen sogenannten Barrett-Ösophagus, steigt das Risiko für Speiseröhrenkrebs. Durch eine fett- und zuckerarme Ernährung, kleine Portionen, den Abbau von Übergewicht sowie einen Verzicht auf Alkohol (▶ Seite 72) und Nikotin lässt sich den Beschwerden vorbeugen.

Ganz persönlich

Mehr Bewegung, eine Ernährungsumstellung, der Verzicht auf Alkohol und eine etwas hochgelagerte Position beim Schlafen – mit diesen Maßnahmen beugt Ernst seinem Sodbrennen vor. Sein ausführlicher Erfahrungsbericht liefert anderen Betroffenen wertvolle Tipps.

Mehr Infos unter gesundheitsinformation.de ▸ Suche nach »Mit der Ernährung muss ich sehr vorsichtig sein«

ndr.de

Kennen Sie Kükaleiwa? Dieser Sud aus Kümmel, Kartoffeln, Leinsamen und Wasser soll die Schleimhaut der Speiseröhre bei Menschen mit Sodbrennen schützen. Das Rezept für den Trank und viele weitere Tipps gegen Sodbrennen stellt der Norddeutsche Rundfunk an dieser Stelle bereit. Eine gute Ergänzung ist die in die Seite eingebettete Podcastfolge, die die Vorteile des »Clean Eating«, einer möglichst frischen und naturbelassenen Kost, bei Sodbrennen erläutert.

Mehr Infos unter ndr.de ▸ Suche nach »Sodbrennen mit der richtigen Ernährung verhindern«

apotheken-umschau.de

Umfassend und ausführlich werden in diesem Beitrag verschiedene mögliche Ursachen von Sodbrennen dargestellt – von der Refluxkrankheit über einen Zwerchfellbruch bis hin zur Einnahme bestimmter Medikamente. Ein eigener Abschnitt widmet sich dem Einfluss des Lebensstils und gibt nützliche Tipps für einen möglichst beschwerdefreien Alltag.

Mehr Infos unter apotheken-umschau.de ▸ Suche nach »Sodbrennen: Ursachen, Diagnose, Therapie«

gesundheitsinformation.de

Wie entsteht Sodbrennen? Welche Symptome treten bei der Refluxkrankheit auf? Und was kann man selbst tun, damit sich die Beschwerden bessern? Das Institut für Qualität und Wirtschaftlichkeit im Gesundheitswesen beantwortet diese und weitere Fragen auf seinem Patienteninformationsportal – ausführlich, gut verständlich und wissenschaftlich untermauert.

Mehr Infos unter gesundheitsinformation.de ▸ Suche nach »Sodbrennen und Refluxkrankheit«

internisten-im-netz.de

Sodbrennen ist unangenehm und kann der Vorbote einer Speiseröhrenentzündung sein. Auf dem Portal des Berufsverbands der Internistinnen und Internisten Deutschlands wird erklärt, auf welche Warnzeichen man achten sollte und welche Komplikationen möglich sind. Im Abschnitt »Tipps gegen Sodbrennen« erfahren Betroffene, welche Lebensmittel es zu meiden gilt, um Beschwerden vorzubeugen.

Mehr Infos unter internisten-im-netz.de ▸ Krankheiten ▸ S–Z ▸ Sodbrennen

Muskelkrämpfe

Bei einem Muskelkrampf spannt sich ein Muskel plötzlich schmerzhaft und ungewollt an. Passiert das während körperlicher Anstrengung, ist der Grund oft eine Übermüdung oder Überanstrengung des Muskels, manchmal auch eine falsche oder einseitige Belastung. Weitere Auslöser für Muskelkrämpfe sind eine schlechte Durchblutung, Erkrankungen wie Diabetes oder eine Schilddrüsenunterfunktion, sowie ein Flüssigkeits- und Elektrolytverlust, etwa infolge von starkem Schwitzen, Erbrechen oder Durchfall. Auch Betablocker und Medikamente zur Cholesterinhemmung oder Blutdrucksenkung können Krämpfe fördern. Für die weitverbreitete Annahme, dass Magnesiumpräparate grundsätzlich gegen Muskelkrämpfe helfen, gibt es nur wenig Evidenz. Da sie Nebenwirkungen haben können, sollten sie nur nach ärztlicher Rücksprache eingenommen werden. Fachleute empfehlen stattdessen, auf eine ausgewogene, gesunde Ernährung zu achten. Wiederkehrende Krämpfe bedürfen einer ärztlichen Abklärung, da sie Anzeichen gravierender Erkrankungen sein können.

Gut zu wissen

Muskelkrämpfe können sehr schmerzhaft sein. Bei dauerhaften Muskelschmerzen können sich Betroffene an das Schmerztelefon, ein kostenloses Beratungsangebot der Deutschen Schmerzliga, wenden.

Mehr Infos zum Schmerztelefon unter schmerzliga.de/schmerztelefon

onmeda.de

Welche Arten von Muskelkrämpfen gibt es? Welche Ursachen können hinter den schmerzhaften Kontraktionen stecken? Was hilft dagegen? Und wann sollte man vorsichtshalber einen Termin in der Arztpraxis vereinbaren? Antworten auf diese Fragen liefert ein informativer Beitrag auf onmeda.de, einem Angebot, das die afgis-Transparenzkriterien für hochwertige Gesundheitsinformationen beherzigt.

Mehr Infos unter onmeda.de ▸ Suche nach »Muskelkrämpfe (Krampf, Spasmus)«

apotheken-umschau.de

Ein umfassendes Informationspaket rund um das Thema Muskelkrämpfe stellt das bekannte Gesundheitsmagazin Apotheken Umschau hier bereit. Neben den Ursachen für Muskelkrämpfe werden auch mögliche Gegenmaßnahmen skizziert – vom behutsamen Dehnen bis zu einem beherzten Schluck von der Flüssigkeit, in der saure Gurken eingelegt werden. Eine Animation zeigt anschaulich den Signalweg im Körper, der zur Kontraktion eines Muskels führt.

Mehr Infos unter apotheken-umschau.de ▸ Suche nach »Muskelkrämpfe« ▸ »Muskelkrämpfe: Was sie auslöst, was dagegen hilft«

gesundheit.gv.at

In kompakter Form stellt das Gesundheitsportal Österreichs dar, wie ein Muskelkrampf entsteht, welche Symptome damit einhergehen, wie er diagnostiziert und behandelt wird und was man zur Vorbeugung tun kann. Auch die Themen Muskelverhärtung und muskuläre Dysbalance werden kurz erläutert.

Mehr Infos unter gesundheit.gv.at ▸ Krankheiten ▸ Verletzungen & Verbrennungen ▸ Verletzungen der Muskulatur ▸ Muskelkrampf, -verhärtung & muskuläre Dysbalancen

ndr.de

Wie Muskelkrämpfe entstehen, fasst dieser Artikel im Internetangebot des Norddeutschen Rundfunks gut verständlich zusammen. Welche Medikamente es gibt, welche Nebenwirkungen diese haben, welchen Effekt Elektrostimulation verspricht und welche »Hausmittel« für Linderung sorgen können, wird ebenfalls erklärt.

Mehr Infos unter ndr.de ▸ Suche nach »Muskelkrämpfe: was hilft«

Ernährung und Digitalisierung

DIE FORTSCHREITENDE DIGITALISIERUNG wirkt sich auf viele Lebensbereiche aus, auch auf die Ernährung. So können sich Verbraucherinnen und Verbraucher nicht mehr nur in Büchern, Zeitschriften oder durch persönliche Beratung über eine gesunde Essweise informieren. Vielmehr finden sie auch im Internet eine große, oft unübersichtliche Bandbreite an Informationen. Umso wichtiger ist es, sich anhand von Navigationshilfen wie diesem Ratgeber zu orientieren, um fundierte Inhalte von Ernährungsmythen zu unterscheiden. Neben seriösen Webangeboten existieren mittlerweile auch viele qualitätsgeprüfte Anwendungen und Apps, die eine ausgewogene Ernährung fördern. Je nach Vorliebe stehen dabei technisch komplexe Tools, wie ein Code-Checker für Inhaltstoffe von Lebensmitteln, oder niedrigschwellige Angebote zur Verfügung, wie Ernährungspläne zum Ausdrucken. Darüber hinaus bestellen immer mehr Menschen ihre Lebensmittel im Internet. Das spart Zeit und kann im Krankheitsfall eine große Hilfe sein.

Digitale Anwendungen

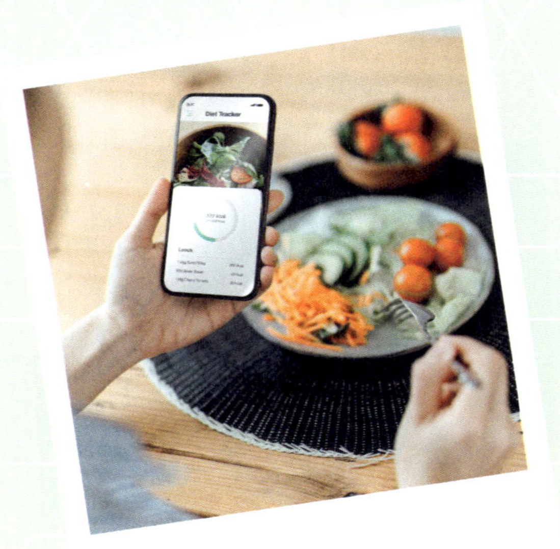

MOBILE APPS UND ANDERE digitale Anwendungen können eine gesunde Ernährungsweise unterstützen. Wer zum Beispiel sein Essverhalten im Blick behalten möchte, kann dies mithilfe von Ernährungstagebüchern und Kalorienzählern (▶ Seite 138) tun. Wird eine Ernährungsumstellung angestrebt, helfen Ernährungsprogramme und Apps (▶ Seite 140), die eine ausgewogene Essweise fördern. Für die Kaufentscheidung und Mahlzeitenplanung zu empfehlen sind Rezeptdatenbanken und Einkaufshilfen (▶ Seite 142), die eine große Zeit- und Arbeitsersparnis bringen. Darüber hinaus bieten viele digitale Helfer auch zusätzliche Features an, wie etwa personalisierte Empfehlungen oder eine Erinnerungsfunktion, um die persönlichen Ziele zu erreichen. Um von den digitalen Anwendungen zu profitieren, muss aber niemand ein »Digital Native« sein und sich intuitiv durch das Internet bewegen. Nach wie vor gibt es auch Angebote, die mit herkömmlichen Methoden arbeiten und zum Beispiel Materialien zum Download bereitstellen.

Ernährungstagebücher und Kalorienzähler

Ernährungstagebücher und Kalorienzähler helfen dabei, einen Überblick über die täglich aufgenommene Nahrung zu erhalten. Sie können dazu dienen, Gewichtsziele zu verfolgen (▸ Seite 94) oder generell ein Bewusstsein für eine gesündere Ernährung zu entwickeln. So helfen sie zum Beispiel bei der Kontrolle der Portionsgrößen und tracken den jeweiligen Kaloriengehalt der einzelnen Mahlzeiten sowie die tägliche Gesamtmenge an aufgenommenen Kalorien. Auch bei Krankheiten wie Diabetes (▸ Seite 116), Bluthochdruck (▸ Seite 100) oder einer Fettleber (▸ Seite 128) können die digitalen Tools dabei unterstützen, die Ernährungsweise anzupassen. Vorsicht ist jedoch geboten, wenn die digitalen Helfer zu einer Fixierung aufs Kalorienzählen oder obsessiven Beschäftigung mit der Nahrungsaufnahme führen, wie es bei Essstörungen der Fall ist (▸ Seite 96). Bei einer ausgewogenen Ernährung sollte vielmehr auf individuelle Bedürfnisse geachtet werden, wie das natürliche Hunger- und Durstgefühl.

Wenig Zeit

Das Ernährungs- und Bewegungstagebuch der Deutschen Gesellschaft für Ernährung lässt sich downloaden und selbst ausfüllen. Neben Hinweisen zur Nutzung enthält es Tabellenblätter zum Eintragen der täglichen Nahrungs- und Trinkmenge, von Aktivitäten und Anmerkungen.

Mehr Infos unter dge-medienservice.de ▸ Suche nach »Ernährungs- und Bewegungstagebuch«

KV-App-Radar

Das KV-App-Radar gibt unter dem Stichwort »Ernährung« einen Überblick über thematisch passende Apps, ihre Aktualität sowie eine allgemeine, nicht wertende Beschreibung von deren Inhalten. Besucherinnen und Besucher des Radars können sich so grundlegend über verfügbare Angebote informieren. Das gemeinnützige Angebot wurde vom Zentralinstitut für die kassenärztliche Versorgung in der Bundesrepublik Deutschland entwickelt, einer Stiftung des bürgerlichen Rechts.

Mehr Infos unter kvappradar.de ▸ Suche nach »Ernährung«

ndr.de

Im Webauftritt des Norddeutschen Rundfunks erklären die »Ernährungs-Docs«, wie ein tägliches Ernährungsprotokoll dabei helfen kann, Gewohnheiten aufzudecken sowie Ursachen für Beschwerden und Unverträglichkeiten zu finden. Neben einer Vorlage zum Download und Ausfülltipps thematisieren sie auch die Vor- und Nachteile einer analogen oder digitalen Tagebuchführung.

Mehr Infos unter ndr.de ▸ Suche nach »Ernährungstagebuch: Vorlage und Ausfülltipps«

apotheken-umschau.de

Mit diesem Online-Kalorienrechner der Apotheken Umschau können sich Nutzerinnen und Nutzer darüber informieren, wie viele Kalorien welches Lebensmittel beinhaltet. Mit dem Rechner lassen sich auch Zutaten kombinieren sowie der Kaloriengehalt eines Gerichts oder die Gesamtmenge der täglich aufgenommenen Kalorien bestimmen. Das Tool wurde vom Max-Rubner-Institut – Bundesforschungsinstitut für Ernährung und Lebensmittel (MRI) entwickelt.

Mehr Infos unter apotheken-umschau.de ▸ Gesund leben ▸ Ernährung ▸ Abnehmen ▸ Rechner: Wie viele Kalorien enthält Ihr Lebensmittel?

Was ich esse

Die App »Was ich esse« des Bundeszentrums für Ernährung hilft dabei, das eigene Essverhalten zu überprüfen. Nutzerinnen und Nutzer können alle Lebensmittel, die sie über den Tag zu sich nehmen, in der Anwendung festhalten. Diese werden automatisch in Form eines Tagesprotokolls in die Ernährungspyramide einsortiert. So lässt sich anschaulich überprüfen, was täglich und im Wochenverlauf in welcher Menge gegessen und getrunken wurde.

Mehr Infos unter bzfe.de ▸ Mediathek ▸ Apps ▸ Was ich esse

Ernährungsprogramme und Apps

Ernährungsprogramme und Apps sind hilfreiche Anwendungen, um sich die eigenen Essgewohnheiten bewusst zu machen und zu verbessern. Im Mittelpunkt stehen meist Ernährungspläne mit unterschiedlicher Zielsetzung, wie einer Gewichtsreduktion (▶ Seite 94), Ernährungsumstellung oder dem Wunsch, eine neue Ernährungsform auszuprobieren (▶ Seite 56). Die Pläne berücksichtigen neben den persönlichen Zielen häufig auch Vorlieben und Einschränkungen, wie etwa Unverträglichkeiten. Darüber hinaus enthalten die Ernährungsprogramme in der Regel Informationen und Tipps rund um die gesunde Ernährung sowie Zusatzfeatures wie Nährwertanalysen, Aktivitätstracker oder Kalorienzähler. Es existieren mittlerweile zahlreiche qualitätsgeprüfte Angebote, die auch von Krankenkassen empfohlen werden. Vorgestellt werden kann an dieser Stelle deshalb nur eine repräsentative Auswahl. Dabei ist zu beachten: Ernährungsprogramme sind kein Ersatz für eine professionelle Ernährungsberatung, können jedoch eine sinnvolle Ergänzung sein.

Gut zu wissen

Den Alltag gesünder gestalten: Das Programm »Moby Kids« umfasst Schulungen für Familien mit übergewichtigen Kindern, die es auch als Online-Angebot gibt. Die Teilnahme wird von vielen Krankenkassen bezuschusst.

Mehr Infos unter mobykids.de

Gesundheitskurse

Ob Änderung der Essgewohnheiten, Erreichen des Wunschgewichts oder Gewicht halten: Die Ernährungsprogramme von Oviva umfassen ein breit gefächertes Angebot. Die Gesundheitskurse tragen das Siegel der Zentralen Prüfstelle für Prävention (ZPP), wodurch die Kosten von den Krankenkassen übernommen werden können.

Mehr Infos unter oviva.com ▸ Gesundheitskurse

Wasser-Trinkwecker

Genügend trinken: Der »Wasser Trinkwecker« unterstützt die Nutzerinnen und Nutzer dabei, täglich auch wirklich genügend Flüssigkeit zu sich zu nehmen. Die App ermittelt den täglichen Flüssigkeitsbedarf durch das Abfragen von Faktoren wie Alter, Gewicht, aktueller Wetterlage und sportlicher Aktivität. Dementsprechend erfolgen Trinkerinnerungen, um den individuellen Bedarf zu decken. Der Trinkwecker ist kostenlos für Android erhältlich, enthält jedoch Werbung.

ndr.de

Wie eine Ernährungsumstellung funktioniert und welche Vorteile sie bietet, erläutert dieser Beitrag der »Ernährungs-Docs« im Programm des Norddeutschen Rundfunks. Er enthält unter anderem zahlreiche Anleitungen zur Ernährungsumstellung sowie Informationen zu verschiedenen Krankheitsbildern – von ADHS bis Wechseljahresbeschwerden. Viele Inhalte lassen sich als PDF downloaden.

Mehr Infos unter ndr.de ▸ Radio & TV ▸ Fernsehen ▸ Sendungen A–Z ▸ Die Ernährung-Docs ▸ Therapien

Cyber-Prävention

Dieses neunwöchige, wissenschaftlich geprüfte Ernährungsprogramm erleichtert unter dem Motto »Ernährung & Vitalität« die Ernährungsumstellung. Es bietet viele Informationen rund um eine gesunde und ausgewogene Essweise, Unterstützung durch einen Ernährungscoach sowie vielfältige Rezepte. Die Teilnahme wird von vielen Krankenkassen erstattet.

Mehr Infos unter cyberpraevention.de ▸ Ernährung & Vitalität

Rezeptdatenbanken und Einkaufshilfen

Laut dem Ernährungsreport des Bundesministeriums für Ernährung und Landwirtschaft 2022 kochen 46 Prozent der Befragten täglich selbst. Dabei können Rezeptdatenbanken und Einkaufshilfen eine große Unterstützung sein, um die Umsetzung der Mahlzeiten zu planen. Rezeptdatenbanken enthalten abwechslungsreiche Sammlungen an Gerichten für jeden Geschmack und verschiedene Ernährungsformen. Über eine integrierte Suchfunktion oder gängige Suchmaschinen lassen sich Rezepte mit Schritt-für-Schritt-Anleitungen schnell auffinden – meist sortierbar nach bestimmten Parametern, wie Arbeitszeit, Bewertung oder Ernährungsform. Einkaufshilfen in Form von Apps oder Online-Angeboten sind ein weiteres nützliches Tool für Kochbegeisterte. Sie ermöglichen es zum Beispiel, Einkaufslisten zu erstellen, indem sie die benötigten Zutaten direkt aus einem Rezept importieren oder die Option bieten, diese manuell hinzuzufügen. Manche der Anwendungen enthalten auch Zusatzfunktionen wie Preisvergleiche oder eine Teilungsfunktion.

Gut zu wissen

Die Kühlkette nicht unterbrechen und geöffnete Lebensmittel zügig verbrauchen: Die Verbraucherzentrale stellt in ihrem Angebot diese und viele weitere Tipps zum sicheren Lebensmitteleinkauf sowie zur richtigen Lagerung zur Verfügung.

Mehr Infos unter verbraucherzentrale.de ▸ Lebensmittel ▸ Lebensmittelproduktion ▸ Lebensmittel sicher einkaufen und lagern

RegioApp

Die »RegioApp« hilft dabei, über eine Umkreissuche regionale Lebensmittel und regionales Essen zu finden. Dabei listet sie unter anderem direktvermarkende Betriebe, Restaurants, aber auch Dorfläden und Wochenmärkte in der jeweiligen Gegend auf. Die App ist auch im Hinblick auf die »Planetary Health Diet« empfehlenswert (▶ Seite 76), eine Ernährungsform, die auf die menschliche und die planetare Gesundheit gleichermaßen achtet.

Mehr Infos unter regioapp.org

in-form.de

Ob Vorspeisen, Hauptspeisen, Snacks oder Nachspeisen: Der Nationale Aktionsplan »IN FORM – Deutschlands Initiative für gesunde Ernährung und mehr Bewegung« stellt an dieser Stelle eine große Bandbreite an gesunden Rezepten vor, die die Kriterien der Deutschen Gesellschaft für Ernährung erfüllen. Insgesamt wurden vom Bundesgesundheitsministerium sowie dem Bundesministerium für Ernährung und Landwirtschaft rund 200 Projekte im Rahmen von IN FORM unterstützt.

Mehr Infos unter in-form.de ▶ Rezepte

CodeCheck

Die App »CodeCheck« zeigt Inhaltsstoffe von Lebensmitteln und Kosmetikprodukten an. Anwenderinnen und Anwender können einfach den jeweiligen Barcode einscannen und sich auf wissenschaftlicher Basis über die Inhaltsstoffe aufklären lassen. Dargestellt werden auch mögliche gesündere und nachhaltigere Alternativen. Die App ist kostenlos für Android und iOS erhältlich.

Mehr Infos unter codecheck-app.com/de

apotheken-umschau.de

Kochideen von A–Z liefert an dieser Stelle die Apotheken Umschau mit abwechslungsreichen Rezepten von der Erbsensuppe mit Minze bis zum Pfannkuchen mit Erdbeerquark – mit verschiedenen Schwerpunkten, wie kalorienarm und gesund kochen oder genießen mit Diabetes.

Mehr Infos unter apotheken-umschau.de ▶ Gesund leben ▶ Ernährung ▶ Rezepte ▶ Kochrezepte von A–Z